Bach-Blütentherapie für Homöopathen

Monnica Hackl

2., erweiterte Auflage

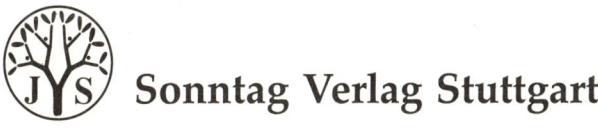
Sonntag Verlag Stuttgart

Die Deutsche Bibliothek – CIP-Einheitsaufnahme

Hackl, Monnica:
Bach-Blütentherapie für Homöopathen / Monnica Hackl. – 2., erw. Aufl. – Stuttgart : Sonntag, 1993
ISBN 3-87758-075-0

Wichtiger Hinweis
Wie jede Wissenschaft ist die Medizin ständigen Entwicklungen unterworfen. Forschung und klinische Erfahrung erweitern unsere Erkenntnisse, insbesondere was Behandlung und medikamentöse Therapie anbelangt. Soweit in diesem Werk eine Dosierung oder eine Applikation erwähnt wird, darf der Leser darauf vertrauen, daß Autoren, Herausgeber und Verlag große Sorgfalt darauf verwandt haben, daß diese Angabe dem Wissensstand bei Fertigstellung des Werkes entspricht.
Für Angaben über Dosierungsanweisungen und Applikationsformen kann vom Verlag jedoch keine Gewähr übernommen werden. Jeder Benutzer ist angehalten, durch sorgfältige Prüfung der Beipackzettel der verwendeten Präparate und gegebenenfalls nach Konsultation eines Spezialisten, festzustellen, ob die dort gegebene Empfehlung für Dosierungen oder die Beachtung von Kontraindikationen gegenüber der Angabe in diesem Buch abweicht. Eine solche Prüfung ist besonders wichtig bei selten verwendeten Präparaten oder solchen, die neu auf den Markt gebracht worden sind. Jede Dosierung oder Applikation erfolgt auf eigene Gefahr des Benutzers. Autoren und Verlag appellieren an jeden Benutzer, ihm etwa auffallende Ungenauigkeiten dem Verlag mitzuteilen.
Geschützte Warennamen (Warenzeichen) werden nicht besonders kenntlich gemacht. Aus dem Fehlen eines solchen Hinweises kann also nicht geschlossen werden, daß es sich um einen freien Warennamen handele.

ISBN 3-87758-075-0
© Johannes Sonntag Verlagsbuchhandlung GmbH Stuttgart 1993

Jeder Nachdruck, jede Wiedergabe, Vervielfältigung und Verbreitung, auch von Teilen des Werkes oder von Abbildungen, jede Abschrift, auch auf fotomechanischem Wege oder im Magnettonverfahren, in Vortrag, Funk, Fernsehsendung, Telefonübertragung sowie Speicherung in Datenverarbeitungsanlagen, bedarf der ausdrücklichen Genehmigung des Verlages.

Printed in Germany 1993, Grundschrift: 10/12 Aldus (Linotype-Hell 300)
Satz u. Druck: Friedrich Pustet, Regensburg

Inhaltsverzeichnis

Vorworte 6

1. **Bach-Blütentherapie im Vergleich mit der Homöopathie** 9
2. **Bach-Blüten und ihre homöopathische Ergänzung** ... 23
3. **Bach-Blüten und ihre homöopathische Ergänzung in der Übersicht** 53
4. **Repertorium der Bach-Blüten – Symptomenverzeichnis** 57
5. **Synonymverzeichnis** 94
6. **Bach-Blüten und Farben** 99

6.1. Die Kombination 99
6.2. Die Crystal Cards 102
6.2.1. Zur Konzeption ihrer Entwicklung und Anwendung 102
6.2.2. Die therapeutische Kombination von Bach-Blüten und Crystal-Karten in der Praxis 105
6.2.2.1. Die Einnahme energetisierter Flüssigkeit 105
6.2.2.2. Das Tragen oder Auflegen der Crystal-Karten am Körper . 106
6.2.2.3. Komplementärer Einsatz bei Klassischer Akupunktur ... 108
6.2.3. Sonderformen der Farbkombination mit Crystal-Karten: Silber, Pink, Indigo 109

7. **Neue Entwicklungen in der Bach-Blütentherapie** ... 111

Literaturverzeichnis 114

Bezugsquellen-Hinweise 116

Vorwort zur 1. Auflage

Die Bach-Blütentherapie ist die Schöpfung eines homöopathischen Arztes. Seine Methode harmoniert uneingeschränkt mit allen anderen Therapieformen. Doch rechtfertigt gerade die lockere Affinität zur Homöopathie den Versuch, das Übereinstimmende und Trennende in der praktischen Ausübung aufzuzeigen und Möglichkeiten der komplementären Nutzung vorzustellen.

So vermag der Bach-Therapeut seine Theorie mit den vorgeschlagenen homöopathischen Arzneimitteln sinnvoll zu ergänzen, der Homöopath dagegen erweitert die Auswahl seiner Heilmittel für diejenigen Patienten, bei denen seine Heilform für sich allein nicht zufriedenstellt oder bedenklich erscheint. Das Risiko einer Heilkrise geht er dabei nicht ein. Ähnlichkeit ist nicht identisch mit Gleichheit, speziell das Ähnliche verlangt nach sorgfältiger Unterscheidung. Diese versucht die vorliegende Arbeit zu erfüllen.

Die Literatur über die Bach-Therapie besteht vorweg aus den Schriften Dr. Bachs selbst. Ihre Aussage ist geprägt von einer geradezu radikalen Einfachheit und Klarheit. Das erkennende gedankliche Nachvollziehen fällt paradoxerweise dem auf „kompliziert" trainierten Verstand des Lesers von heute gelegentlich schwer. Die Konzeption dieses Handbuches soll hier vermitteln.

Die wachsende Sekundärliteratur betont mehrheitlich die gewichtigen esoterischen Aspekte der Bach-Blütentherapie und ist daher in vielen Buchhandlungen eher im Regal für esoterische Literatur zu finden. Sicher ist es wertvoll, diese Kriterien zu beachten und der Behandler wird einiges aus diesen Darstellungen lernen können. Eine fast dominante Hinwendung auf die seelischen Beziehungen kann aber auch eine subtile Art von Macht auslösen: Der Therapeut schafft ein Gefälle, er weiß nicht nur über die körperlichen, sondern zusätzlich über die seelischen Schwachstellen seines Patienten Bescheid. Mit einem kurzgehaltenen Praxisbuch hoffe ich, zwischen diesen beiden Linien zu bleiben.
Der Benutzer wird hierin ein Symptomenverzeichnis finden. Dies

bietet sich für den Fall an, daß der Praktiker gelegentlich ein Symptom am Patienten wiedererkennt, das ihm auf Anhieb vertraut erscheint, er jedoch nicht mehr weiß, wo er es gelesen hat. Das Repertorium ersetzt nicht das Studium der Mittel, doch scheint es jedenfalls besser, anfangs ein solches Symptomenverzeichnis zu verwenden, um sich dann im Laufe der Zeit mit seiner Hilfe die Arzneimittelbilder zu erschließen, als die Bach-Blütentherapie überhaupt nicht in die Praxis einzubauen.

Monnica Hackl
Dorfen 1989

Vorwort zur 2. Auflage

Viele Homöopathen sind gute Akupunkteure und etliche Akupunkteure sind gute Homoöpathen. Es mag daher seltsam erscheinen, daß die meisten Homöopathen den analogen Zugang zur Bach-Blütentherapie nicht finden, obwohl diese Therapieform ihnen wesentlich näher steht. Als Schöpfung des homöopathischen Arztes Edward Bach bleibt eine lockere Affinität deutlich erkennbar.

Das vorliegende Buch ermöglicht dem homöopathischen Behandler, die Lücke zu schließen und Möglichkeiten der Synergie aufzufinden und zu nutzen. Es vermittelt also nicht nur Grundkenntnisse in der Therapie mit Bach-Blüten, sondern zeigt die Beziehungen zwischen homöopathischen und Bach-Mitteln untereinander auf. Dies erleichtert die Verordnung für beide therapeutische Seiten ganz erheblich. Es wird dadurch möglich, die Wirkungen zu ergänzen oder zu steigern sowie ein sich gegenseitiges Dotieren zu verhindern.

Die vorliegende 2. Auflage wurde um die Bezüge zwischen Bach-Blüten und Farben ergänzt. Dies ermöglicht beispielsweise die Einbeziehung von Farbtests – etwa den Lüscher-Test – in die tägliche Verordnungspraxis. Ähnliches gab es auch schon einmal in der Homöopathie.

Dieses Buch ist aktuell, seine Bedeutung wird zunehmen.

Dr. med. Jochen Schleimer
München 1993

1. Bach-Blütentherapie im Vergleich mit der Homöopathie

Entdeckt wurden die Blütenmittel von dem englischen Arzt **Dr. Edward Bach.** Er war ein bekannter homöopathischer Arzt, der seine Praxis in London hatte. Während seiner Arbeit entdeckte er sieben Nosoden, die sogenannten *Bach-Nosoden*, die auch heute noch als Homöopathika bei Darmerkrankungen verwendet werden.*
1930 gab er seine gutgehende Praxis in London auf, zog aufs Land und verbrachte sechs Jahre damit, die später nach ihm benannten Blütenmittel zu finden, zu erforschen und zu definieren. Dabei bewegte ihn das Motiv, eine einfache, natürliche Heilweise zu schaffen, die ohne künstliche, chemische Elemente auskam. Vor seinem geistigen Auge sah er diese Mittel in jedem Haushalt stehen und sowohl bei akuten Erkrankungen als auch bei deren Verhütung Verwendung finden.

Es ist erstaunlich, wie wenig die Sekundärliteratur Dr. BACH's wissenschaftliche Arbeit würdigt. Immerhin war er ein sehr bekannter Bakteriologe, Pathologe und Arzt. Patienten und Schüler kamen aus allen Teilen Englands und aus dem Ausland zu ihm, um sich von ihm behandeln zu lassen oder um von ihm zu lernen.

Er selbst sah seine Arbeit als eine Weiterentwicklung der Homöopathie an, wie er in seinem Vortrag „The Rediscovery of Psora" 1929 klarlegt.
Er entdeckte die Nosoden *Proteus, Dysentery, Morgan, Faecali Alkaligenes, Coli Mutabile, Gaertner* und *No. 7*, die er als Autovakzine zubereitete und injizierte. Später fand er für jede seiner Nosoden ein entsprechendes Mittelbild und verabreichte die nun potenzierten Grundstoffe oral. Es wird von ihm berichtet, daß er mit sich selbst unzufrieden war, wenn er nicht innerhalb der Zeitspanne, die der Patient brauchte um von der Tür zu seinem Schreibtisch zu gehen, in der Lage war, die jeweilige Nosode zu diagnostizieren.

* Siehe Blackie, „The Patient Not the Cure", S. 81. Siehe Weeks, S. 29.

Die Entdeckung der nach ihm benannten Blüten entwickelte sich aus der Arbeit mit diesen Nosoden. Um die aufwendige Laborarbeit zu umgehen, versuchte er, ein pflanzliches Äquivalent zu finden. So stellte er z. B. fest, daß die Nosode *Morgan* eine Entsprechung in *Ornitholagum umbellatum („Star of Bethlehem")* fand. Eine Fülle wissenschaftlicher Arbeiten geben Aufschluß über den Weg, der ihn von der Bakteriologie hin zu seinem Bach-Blütenmittel führte. Lesenswert sind hierzu die ersten sieben Kapitel von WEEKS, die diesen Aspekt seines Werkes beleuchtet und seine Arbeiten, Aufsätze und Reden bibliographiert.

Obgleich er auf dem Boden der Homöopathie stand, was ihm überhaupt erst die Idee seiner neuen Arzneimittel ermöglichte, wollte er keinesfalls eine „bessere" Homöopathie schaffen. Er suchte vielmehr nach einer einfacheren Methode, die ebenso geistartig wie die Homöopathie wirken konnte, ohne jedoch auf deren Fülle von Medikamenten und komplizierten Herstellungsverfahren angewiesen zu sein.*

In einem Vortrag mit dem Titel „Ihr leidet an Euch selbst", den er 1931 hielt, sagte er: „Aber er (HAHNEMANN) hatte nur ein Leben. Hätte er sein Werk weiter fortführen und entwickeln können, so wäre er ohne Zweifel in diese Richtung gegangen. Wir bringen sein Werk nur ein Stück voran und tragen es auf die nächste natürliche Ebene weiter."

Wie auch in der Homöopathie, werden Pflanzenteile verwendet. Allerdings sind im Gegensatz zur Homöopathie keine Giftpflanzen, Mineralien und Tierpräparate unter den Bach-Mitteln. Es wird ausschließlich mit wildwachsenden und nicht mit Kulturpflanzen gearbeitet. Eine Ausnahme bildet das Mittel *Rock Water*, bei dem es sich um präpariertes Wasser aus heilkräftigen Quellen handelt. Eine Parallele zur schamanistischen Medizin könnte sich über HARNER ziehen lassen: „Es scheint so, als ob die meisten Haustiere und Gartenpflanzen einfach nicht die geistige Kraft haben, um für den

---

* Siehe Vlamis, S. 178.

Schamanismus von Bedeutung zu sein. Vom schamanischen Standpunkt aus ist allein die Tatsache, daß bestimmte Tiere und Pflanzen gezähmt und für die Nahrung oder Forschungszwecke benutzt werden, schon kennzeichnend für deren Kraftmangel."*
Die Essenz dieser Pflanzen und Kräuter wird in reinem Quellwasser unter der Kraft der Sommersonne oder durch Kochen ausgezogen. Die Pflanzenteile werden dabei nicht zerstört – also nicht zerkleinert oder gemahlen – und unmittelbar nach dem Pflücken präpariert.

Dr. BACH hatte herausgefunden, daß jeder manifesten Erkrankung ein *negativer* Seelen- oder Gefühlszustand vorausgeht. Wird dieser Negativzustand beibehalten, so bildet er dann das Terrain für eine, vielleicht erst viel später auftretende Krankheit. Im Eingehen auf bestimmte, auffällige Seelen- und Gefühlszustände besteht dann auch die Präventivbehandlung. Ist das Terrain auf dieser Ebene bereinigt, so kann sich auch im stofflichen, körperlichen Bereich nichts verfestigen.
Diese Wechselwirkung von körperlichen und geistigen Konditionen wird in der neueren Homöopathie sehr interessant von VITHOULKAS beschrieben. So berichtet er z. B. über *Kalium carbonicum:* „Die vom Bewußtsein ausgehende Unterdrückung ist tatsächlich so extrem, daß sie einen deformierenden Einfluß auf die Struktur des Körpers zu haben scheint. Es hat beinahe den Anschein, als ob die extreme mentale Kontrolle sogar die Struktur der Zellen selbst verformte." Und so sieht er das Mittel *Silicea:* „Manchmal entwickeln sie auch fixe Ideen, was nicht wundert, betrachtet man die Ausbildung harter Tumoren. Sie haben absolute Vorurteile, die sie einfach nicht abstellen können."** Der Zustand der Erstarrung und Unterdrückung wird also nicht nur rein somatisch betrachtet, sondern es wird sein Äquivalent im geistig seelischen Bereich gesucht. Es leuchtet ein, um beim Beispiel von *Silicea* zu bleiben, daß bei diesem Mittel die Bildung von Tumoren nicht so allgemein wäre, wenn die

---

* Siehe Harner, S. 159.
** Siehe Vithoulkas S. 92 ff, S. 145.

Patienten weniger geistige Rigidität zeigten. Die Behandlung einer geistigen Starrheit kann, nach Meinung von BACH und VITHOULKAS, solche körperlichen Manifestationen verhindern. In den letzten Jahren veröffentlichte der Arzt Dr. John DIAMOND ein noch raffinierteres Programm, um negative Gefühlsblockaden aufzuheben. Auch er ordnet dem Gefühlsbereich einen bestimmten Organfunktionskreislauf zu.

Wir können in der Bach-Blütentherapie eine Weiterentwicklung sehen, die über die Homöopathie hinausgeht. Im Gegensatz zu dieser sind die Herstellungsvorgänge der Mittel und deren Gesamtkonzepte wesentlich gestrafft. Als erstes sind die Mittel quantitativ auf die Anzahl von 38 beschränkt, doch auch ihre Herstellungsweise ist gegenüber dem aufwendigen Potenzierungsvorgang vereinfacht. Im streng homöopathischen Sinne gibt es daher keine Arzneimittelbilder der Bach-Blüten. Dr. BACH schildert bestimmte Seelen- und Gemütszustände, die das jeweilige Mittel indizieren und auf die hin es zu verschreiben ist. Das Gemütsleben des Patienten hat also den Vorrang vor seinen körperlichen Symptomen. Das heißt nun nicht, daß es nicht auch körperliche Symptome gibt, die nach einem bestimmten Mittel verlangen, wie z. B. eine Ohnmacht nach *Clematis*. Es sind jedoch vergleichsweise wenige Angaben über rein körperliche Lokalisationen in der Literatur zu finden.

Hierzu ein Ausspruch von Dr. BACH: „Wir alle wissen, daß dieselbe Erkrankung verschiedene Menschen auf verschiedene Weise betrifft. Wenn Tommy die Masern hat, ist er gereizt, Dorothy dagegen ist ruhig und schläfrig. Jonny will gehätschelt werden, der kleine Peter ist nervös und ängstlich und Bobby will nur alleine sein. Wenn nun eine einzige Erkrankung so verschiedene Auswirkungen hat, ist es gewiß nutzlos, nur die Krankheit selbst zu behandeln. Es ist besser, Tommy, Dorothy, Jonny, Peter und Bobby zu behandeln, damit es ihnen besser geht – und dann ‚lebt wohl ihr Masern'! Was ich Ihnen einprägen möchte ist, daß es nicht die Masern sind, die uns den Behandlungsweg weisen. Es ist die Art und Weise, wie das Kind davon betroffen ist. Die Stim-

mung des Kleinen zeigt uns höchst einfühlsam, was dieser spezielle Patient braucht".*
Aus diesen Worten hören wir den erfahrenen Homöopathen, der weiß, wovon er spricht. Ähnliche, fast wortgleiche Äußerungen finden wir bei BLACKIE in ihrem Buch „Lebendige Homöopathie", besonders im Kapitel „Der Patient als Person". Was Dr. BACH einst dazu veranlaßte, seine homöopathische Praxis aufzugeben und homöopathische Prinzipien in radikaler Einfachheit, in der Reduzierung auf wenige Mittel und Symptome zu verwirklichen, ist heute schwer aufzuhellen.

Rückblickend mag es uns so erscheinen, als habe er sich – entgegen seiner ursprünglichen Absicht – wie er sie noch 1931 formulierte, vom Boden der Homöopathie entfernt, die er ursprünglich weiterzuentwickeln trachtete. In seinen letzten Lebensjahren scheint er sich eher der Philosophie als der Medizin zugewandt zu haben und von der hermetischen Philosophie, der Astrologie, von Paracelsus und anthroposophischem sowie esoterischem Gedankengut beeinflußt worden zu sein. Von PARACELSUS übernahm er Teile seiner Signaturenlehre, am deutlichsten zu sehen bei den Mitteln *Impatiens* und *Oak*, aber auch bei einigen anderen. Ein weiteres Indiz findet sich in bezug auf die Zwölferteilung der Astrologie, wie aus seiner Aufstellung der zwölf Fehler, Tugenden und Blüten hervorgeht. Die ursprünglich von ihm entdeckten Blüten waren ebenfalls zwölf und seine Arbeit darüber nannte er „Die zwölf Heiler".
In seinem Vortrag „Ihr leidet an Euch selbst" stellt er die Behauptung auf, daß jegliche Erkrankung aus einem Fehler im Inneren des betreffenden Menschen bestünde.
Diese Ansicht ist innerhalb der Medizin, aber insbesondere in den „benachbarten" Naturheilweisen umstritten. Zudem sollte eine Argumentation, die sich auf esoterisches Gedankengut begründet, dann schon auch karmische und pränatale Prägungen einbeziehen.

Die in dieser Arbeit „Befreie Dich selbst" dargelegte Einstellung zur Arbeit als Quelle des Glücks und Weisung der Seele läßt Rück-

* Chancellor S. 22, 23.

schlüsse auf seinen frühen Tod mit fünfzig Jahren zu. Nach WEEKS pflegte er sogar – während seiner Londoner Zeit – in seinen Laboratorien zu übernachten. Gerade die beiden letztgenannten Bücher BACHS, die erst 1987 veröffentlicht wurden, laufen Gefahr, in ihrem religiös-missionarischen Grundton, nüchtern denkende Leser davon abzuhalten, sich mit den großartigen Wirkungen seiner Blüten-Mittel näher zu befassen.
In seinen letzten Lebensjahren, so lassen sich seine Aufzeichnungen interpretieren, hat Dr. BACH intuitiv verschiedenste Veränderungen unserer heutigen Zeit vorausgeahnt, die die Wirkungen der Klassischen Homöopathie einschränken und behindern: Die Verschmutzung von Wasser und Luft, die Verunreinigung unserer Lebensmittel, atomare Belastung, Übertherapierung mit Antibiotika, Kortison, Betablockern u. v. a. All dies erschwert eine Grundvoraussetzung bei der Mittelfindung, nämlich die Erstellung einer korrekten Diagnose, die in das Arzneimittelbild paßt und jeder Homöopath weiß, wie unklar Mittelreaktionen unter diesen Bedingungen sein können. Ganz besonders strenge Homöopathen verbieten während ihrer Behandlung, an Kaffee, Tee oder ätherischen Ölen auch nur zu riechen, da bereits dies den Erfolg ihrer Therapie im Sinne eines Antidots beeinträchtigen könnte. Was zu Hahnemanns Zeiten sicher eine notwendige Anweisung war, wirkt in unseren Tagen befremdend. Was sind schon Kaffee- oder Teedüfte gegen die Stoffe, die wir mit jedem Atemzug aus der Luft einatmen oder gegen jene, die in unserem täglichen Brot zu finden sind.
Wie bereits ausgeführt, entwickelte sich die Bach-Blütentherapie auf der Grundlage der Homöopathie und wurde auch von einem Homöopathen geschaffen. Die Wirkung beider Therapieformen ist offensichtlich immateriell, ist „geistartig", wie HAHNEMANN sich ausdrückte. Die nach ihren Regeln zubereiteten Arzneien entziehen sich letztlich einer chemischen Analyse. Das Immaterielle in ihnen bewirkt aber durchaus sichtbare und meßbare Heilerfolge, und dies entgegen der deutlichen Zweifel von seiten der konventionellen Medizin.

Die Chemie bietet in diesem Falle sicher nicht die angemessene Methode der Beweislegung. In den Arzneimitteln sind kaum noch oder gar keine Moleküle der Ausgangssubstanz nachweisbar und kein Homöopath stellt dies in Abrede. Nicht logisch aber ist der Schluß, daß damit auch die Wirksamkeit der Mittel auszuschließen sei und die eigentliche Wirkung über die „Droge Arzt", als Placebo-Effekt zustandekäme.

Mit Homöopathika werden seit Jahren – und in stark zunehmendem Ausmaße – Haus- und Nutztiere verschiedenster Arten veterinärmedizinisch, mit großem Erfolg, geheilt. Wissenschaftliche Nachweise oder Studien über Placebo-Effekte bei Tieren wird niemand erbringen können.

Zudem wird jeder Praktiker die Heilwirkung dieser so andersartigen Arzneien an Patienten beobachten können, die sich der Suggestion entziehen, nämlich an Säuglingen, Ohnmächtigen oder Komatösen. Gerade an diesem Patientengut zeigt sich der Erfolg oft prompter und nachhaltiger als bei Suggestiblen. Über beide Therapieformen bestehen jahrzehntelange, gut dokumentierte Erfahrungsberichte. Sie sind vielfach fundierter und älter als die Studien zur modernen Arzneitherapie mit chemischen Mitteln. Wie oft wurden in den letzten Jahren hochgepriesene Medikamente plötzlich und verschämt aus dem Markt genommen, da sie nicht wiedergutzumachende Schäden verursachten.

Die wesentliche Frage an die Naturwissenschaft sollte die sein, wie diese Mittel wirken. Eine zwar chemisch nicht nachweisbare Wirkungsweise und eine dennoch im Resultat gut dokumentierte Wirkung verweisen auf eine andere Disziplin, nämlich auf die Physik. Tatsächlich sprechen die Entdecker und Praktiker dieser beiden Heilmethoden von Elektronen, Zellelektrizität, Energie oder „geistartiger Wirkung" (ein Ausdruck, den HAHNEMANN gebrauchte), alles Begriffe der modernen Physik. Zur Zeit werden auf diesem Gebiet Forschungen unternommen, die den Beginn einer physikalischen Beweisführung anzeigen. Besonders der Physiker F. A. POPP hat mit seiner Arbeit „Bericht an Bonn" neue Akzente gesetzt. Ich zitiere hier eine Rezension aus „Natur und Heilen" (Mai, 1987): „Die physikalischen Effekte können aufgrund der Untersuchung POPP's überhaupt nicht mehr geleugnet werden. Der Schulmediziner, der

nun immer noch Homöopathie als „Fantasie" bezeichnet, macht sich von nun an doppelt lächerlich."
Besondere Beachtung verdienen des weiteren die Arbeiten von ASCHOFF, MODEREGGER und frühere Arbeiten von POPP.

Die Methoden und Instrumente, die der Forschung bislang zur Verfügung standen, schienen nicht adäquat und präzise genug zu sein, um die Wirkungsweise dieser Heilmittel exakt zu beweisen. In der Tat war die Lage dieser geistartig wirkenden Medizin jahrzehntelang so, daß GEBHARDT noch 1980 von einem „Galilei-Effekt" in der Medizin sprechen konnte. In den letzten Jahren erfolgte jedoch eine allmähliche Auflockerung dieser harten Positionen gegenüber anderen Therapiearten und zwar von seiten der Physik. In dieser Disziplin scheinen sich – wie z. B. die Arbeiten von CHARON und CAPRA zeigen – Wissenschaftlichkeit und Transzendenz widerspruchslos zu vereinen.
Es wäre wünschenswert, wenn die Medizin diese Erklärungsansätze aufgreifen und weiterentwickeln würde. Dabei möchte ich noch anmerken, daß der diese Therapiearten Praktizierende solche Beweise erfreulich findet, aber letztlich nicht braucht – sieht er seine Arbeit doch tagtäglich in der Praxis bewiesen.

Bach-Blütentherapie und Homöopathie sind ihrer Wirkungsweise und ihres Konzeptes nach nicht zu vergleichen, aber sie können sich beide hervorragend ergänzen. Das mag daran liegen, daß sie ihren Wirkmechanismus zwar nach unterschiedlichen Gesetzen, aber doch auf der gleichen Ebene entfalten.
Während einer homöopathischen Behandlung werden – gelegentlich dramatisch – ganze Krankheitsverläufe zurückgespult, um erst dann, mit der Bereinigung des Terrains die Heilung einzuleiten. Dabei muß der Kranke bisweilen nicht nur die Symptome seiner jetzigen Krankheit verschärft durchleiden, sondern gleichermaßen auch die der weiter zurückliegenden. Oft flammt während dieses Prozesses die zugrunde liegende Schädigung der Konstitution schmerzhaft auf, die der Behandelte genetisch mitbekommen hat. So kann die Heilung mitunter ein unangenehmer, anstrengender Vorgang sein, was sicher

auch daran liegt, daß Patienten heute weitgehend durch chemische Präparate vorgeschädigt sind. Auch der beste und gewissenhafteste Behandler kann letztlich nicht voraussagen, ob er mit seiner Therapie einen leidvollen Verschlimmerungsprozeß einleitet oder nicht.

Daher sehen viele von einer homöopathischen Behandlung bei Menschen ab, die beispielsweise zu alt oder zu geschwächt sind, um einen eventuell dramatischen Heilverlauf durchstehen zu können und ebenso bei Menschen, die seit Jahren an eine chemische Dauertherapie gewöhnt sind. Hier behandeln wir eher bewußt palliativ, was mit Tiefpotenzen (bei Lokalsymptomen), Phytotherapie und anderen Naturheilverfahren befriedigend möglich ist. Auch bei bestimmten neurotischen Persönlichkeitsstrukturen umgeht man wohl besser die klassische Homöopathie. Dieser Patiententyp fühlt sich durch die sorgfältige Befragung alarmiert, Symptome und später Mittelreaktionen zu produzieren, die den Behandler in einen Irrgarten führen können.

Für Behandler, die willens sind, eine Erkrankung und Prägung bis aus tiefsten Schichten herauszuschälen – was Jahre in Anspruch nimmt und den Patienten in immer neue Heilkrisen bringt – ist folgendes zu bedenken: Nicht eine Gesundheitswahnidee, sondern der Mensch sollte als eigentlicher Wert im Mittelpunkt der therapeutischen Bemühung stehen. Er selbst ist das Wichtigste und nicht die Idee eines vollkommenen Gesundheitszustandes. Es wäre bedauerlich, wenn sich in der Homöopathie diese verhängnisvolle Fehlinterpretation eines therapeutischen Wirkens ausbreiten würde. Jeder Mensch, wie rein sein Erbgut auch sein mag, wird einmal sterben. Auch der alte Witz, daß er dann eben gesünder stirbt, ist nur für den Außenstehenden lustig, aber nicht für den, der jahrelang eine solche Therapie durchleidet.

In einigen Behandlerkreisen wird die Meinung vertreten, daß der gesunde Mensch auch der gute Mensch sei und, daß sich Krankheit aus schuldhaftem Fehlverhalten im seelischen Bereich entwickelt. Diese Auffassung ähnelt der Sicht derer, die im Mittelalter Reichtum für den Lohn Gottes und Armut für eine Strafe hielten. Nun, heute

heißt es verschiedentlich eben: „Wer ganz gesund ist, ist auch gut."
Leider deckt sich diese These nicht mit den konkreten Erfahrungen, es
gibt mehr als genug Menschen mit problematischen Charakterdefekten, die körperlich völlig gesund sind. Ein guter Therapeut schwingt
sich nicht zum Richter über seine Patienten auf, sondern versucht, die
Gesamtheit der menschlichen Person zu berücksichtigen, im Wissen
um menschliche Fragilität, auch um seine eigene.

Im Gegensatz zur Homöopathie kennt die Bach-Blütentherapie solche, massiv in das körperliche Geschehen eingreifende Heilprozesse
nicht. In den meisten Fällen zeigt sich eine wirklich sanfte Heilung,
die sich häufig in sofortigem, oft unerklärlichem Wohlbefinden
bemerkbar macht. Das bedeutet zunächst, daß dem Patienten die
Realisation seiner Heilung, seines Heilseins, angekündigt wird. Es
soll aber nicht heißen, daß die Störung in ihrem Umfang sofort
beseitigt ist. Anscheinend werden aber schon sehr früh nach der
Einnahme der Mittel vorrangige, energetische Blockaden gelöst.
Ursachen und Gründe, die zu diesen Blockaden führten, werden dann
im Verlauf einer längeren Einnahmezeit eingeschmolzen.

Mechthild SCHEFFER, die Repräsentantin des deutschen „Dr. Edward
Bach Centre" in Hamburg, empfiehlt Mischungen, die fünf bis sechs
Mittel enthalten. Diese Mischungen werden teils durch Diagnose,
teils durch Grifftechnik ermittelt, das heißt, der Patient greift sich
seine Mittel selbst aus einem Behälter heraus. SCHEFFER spricht sich
dagegen aus, (persönliche Informationen) nur ein einziges oder
höchstens zwei Mittel, wie bei der Klassischen Homöopathie, zu
verwenden, da die Bach-Blütentherapie eben keine Homöopathie sei.
Jede derartige Mittelmischung stelle durch die Wechselwirkung ihrer
Bestandteile ein ganz neues Mittel dar und sei somit als ein einzelnes
Mittel zu betrachten. In den mir bekannten Fällen waren die Ergebnisse nach Anwendung dieser Technik keineswegs schlecht, aber auch
nicht immer rundum befriedigend.
So dürfte die von CHANCELLOR propagierte Methode das Verfahren
sicher weiterführen und verbessern. CHANCELLOR schlägt vor, ein
Mittel, allerhöchstens aber eine Mischung aus dreien, zu verordnen

und diese Kombination drei Monate lang einzunehmen. Im Rahmen meiner täglichen Arbeit ergaben sich mit dieser, der homöopathischen Mittelwahl ähnelnden Methode, noch bessere und schnellere Ergebnisse. Wie bei erfolgreich angewandter Homöopathie neigt der so Behandelte dazu, seine Symptome einfach zu vergessen, das heißt, sie werden energetisch aus seinem Gesamthologramm gelöscht.

Auch die konventionelle Medizin erkennt an, daß bestimmte psychische Verhaltens- und Reaktionsweisen sich überdurchschnittlich häufig entsprechenden Krankheitsformen zuordnen lassen. Eine Erkenntnis übrigens, wie sie die chinesische Medizinlehre schon seit einigen tausend Jahren vertritt und in ihre Behandlungsprinzipien eingebaut hat. Auch die Bach-Blütentherapie und die Homöopathie haben diese Erfahrung zur Grundlage ihrer Diagnose gemacht. Dies hat nichts mit leidigem Psychologisieren zu tun, welches sich nur mit einem kleinen Teil menschlichen Reagierens beschäftigt.

In Wirklichkeit ist der Mensch eben nicht teilbar in Herz, Leber, Nieren und Psyche, sondern es besteht ein ständiges Wechselspiel zwischen körperlichen und seelischen Erscheinungen und Auswirkungen. Wird der Patient nun wütend, weil seine Leber geschädigt ist, oder hat die Wut seine Leber geschädigt? (Ein Beispiel aus der chinesischen Medizin). Wie oft verschwindet z. B. eine Depression auf massive Calcium-Gaben oder umgekehrt, ein Magengeschwür heilt nach einem Berufswechsel ab.
Was heilte nun wen:
Die Seele den Körper oder der Körper die Seele?

Derlei Fragen stellen sich einem Bach-Therapeuten oder einem Homöopathen nicht in dieser Weise, denn er versucht, den ganzen Menschen in seiner psychophysischen Gesamtheit zu erfassen. Gerade das Erfassen der Gesamtheit unterscheidet diese beiden Therapieformen von anderen und ermöglicht schließlich auch eine holistische Heilung.

Es ist nicht immer sinnvoll, einen Patienten *gleichzeitig* mit Bach-Blütenmitteln und Homöopathie zu behandeln. Schließlich will der

Behandler auch zu seiner eigenen Entwicklung wissen, welche Art der Therapie dem Kranken letztlich geholfen hat. Aufgrund der Polymorbidität und der schon erwähnten Schädigung durch Umwelt und medizinischen Nebenwirkungen gibt es aber immer (mehr) Krankheitsbilder, die durch eine Methode allein nicht zufriedenstellend zu bereinigen sind.

Es ist deshalb von Vorteil, die Behandlung entweder mit der Bach-Blütentherapie *oder* mit der Homöopathie zu beginnen, je nachdem, welche Symptome die primären sind. Wenn der energetische Zustand bedenklich geschwächt scheint, der Patient sehr alt ist oder starke chemische Mittel einnehmen muß, empfiehlt es sich, die Bach-Blütentherapie anzuwenden. Sie bringt den Kranken nicht in gefährliche Heilkrisen und kann ihre Wirkung *trotz* chemischer Therapie entfalten.

Wenn nun die zuerst gewählte Behandlungsmethode abgeschlossen ist und noch Beschwerden anstehen, die einer weiteren Therapie bedürfen, dann bietet es sich an, den Fall mit einer entsprechenden Hochpotenz oder im anderen Fall mit einem Bach-Mittel zu beenden.
So folgt das Bach-Mittel auf die homöopathische Behandlung oder die Hochpotenz auf das Bach-Mittel.
Ebenso ist es jedoch möglich, einen Patienten gleichzeitig mit Bach-Mitteln und Homöopathika zu behandeln, ohne daß sich therapeutische Nachteile ergeben. Es bleibt dabei dem Fingerspitzengefühl – jener Mischung von Kenntnissen und Intuition – des Therapeuten überlassen, welche Kombination er verwendet. Wenn der Behandler mit den Mittelbildern vertraut ist und genügend praktische Erfahrung hat, wird sich bei ihm ganz von selbst die Gewißheit einstellen, daß sein Patient z. B. das Bach-Mittel *White Chestnut* und gleichzeitig *Silicea C 6* benötigt.
Die Erfolge eines solchen Vorgehens sind sehr befriedigend und sollten zu dieser etwas unorthodoxen Verfahrensweise ermutigen.

Im homöopathischen Bereich bewährte sich bei *lokalen* Beschwerden die Anwendung der C 6–C 12 Potenzen.

Wenn die Beschwerden die *Gesamtheit* des Patienten involvieren, bietet sich die Gabe einer Hochpotenz an.

BLACKIE empfiehlt, eine C 10 000 oder eine C 100 000 in einer dreimaligen Gabe im Abstand von etwa 12 Stunden zu geben. Eine mögliche Erstverschlimmerung ist bei dieser Art der Darreichung in den meisten Fällen kaum zu spüren oder fällt merklich sanfter aus, als man es bei tieferen Potenzen gewohnt ist.

Gelegentlich läßt, aus den schon erörterten Gründen, die Wirkung der reinen Homöopathie zu wünschen übrig. In meiner Praxis hat es sich daher als günstig erwiesen, einen Fall nicht aufzugeben, sondern mit der Bach-Blütentherapie zu behandeln, wenn man an die Grenzen der Homöopathie gestoßen ist.

So z. B., wenn der Patient eine bestimmte, chemische Dauertherapie nicht aufgeben darf und infolgedessen die Homöopathie nicht so wirkt, wie sie es unter anderen Umständen zu tun pflegt. Gerade diesen Menschen hilft dann die Bach-Blütentherapie weiter, deren Wirkung sich anscheinend durch andere Arzneitherapien nicht beeinträchtigen läßt.

Die Homöopathie bietet natürlich auch Möglichkeiten, solchen Patienten zu helfen. Allerdings gehört hier sehr viel Erfahrung und eine gewisse Portion Mut dazu. Die üblichen Anweisungen in der Homöopathie, nämlich eine Gabe des Mittels zu verabreichen und dann Wochen bis Monate zu warten, hat hier keine Geltung mehr. Patienten, die gezwungen sind, sich einer Dauertherapie von Kortison und Antibiotika zu unterziehen, kann durch häufige Gaben von Höchstpotenzen (C 10 000 bis C 100 000), die eine Zeitlang sogar täglich eingenommen werden müßten, geholfen werden.

Ein detaillierter Vergleich oder ein Austausch der Bach-Mittel und der homöopathischen Mittel im Sinne eines Mittelbildes ist nicht möglich, da sich stets nur einige vertraute Züge in der Gegenüberstellung mit dem homöopathischen Mittel wiederfinden.

Bei der vorliegenden Arbeit handelt es sich daher um den Versuch einer Annäherung. Dem Praktiker wird die Idee und Möglichkeit einer ergänzenden Behandlung wertvoll sein. Um diese Wahl zu erleichtern, folgt ein Vergleich der Mittel.

2. Bach-Blüten und ihre homöopathische Ergänzung

Agrimony

Agrimony liebt die Gesellschaft und ist dort in fröhlicher Stimmung, so sprühend, witzig und überdreht wie *Acidum hydrofluoricum*, *Coffea* und *Tuberculinum* sein können. Bei *Crocus* vereinen sich geschwätzige Heiterkeit und spastische Nervosität. Auch das Mittel *Agaricus* kennt eine leicht ekstatisch gefärbte Munterkeit. *Lycopodium* gibt sich nach außen extrovertiert und freundlich. So blufft es seine Mitmenschen, um seine innere Unsicherheit und Beunruhigung nicht zeigen zu müssen.

Agrimony befindet sich schlechter, wenn es alleine ist. *Arsenicum* und *Phosphorus* haben dabei ähnlich unangenehme Gefühle, sie sind außerdem beide gesprächig.

Magnesium muriaticum reagiert überempfindlich auf jede Art der Auseinandersetzung. Es versucht Frieden zu stiften und ist nur glücklich, wenn es in Harmonie leben kann.

Wie *Nux vomica* neigt Agrimony dazu, Drogen und Reizmittel zu nehmen, um seine inneren Spannungen zu lösen.

Unter den Bach-Mitteln haben Agrimony und *Centaury* eine Gemeinsamkeit: sie zeigen beide nicht ihr wahres Gesicht. Agrimony verbirgt es hinter seiner freundlichen, geselligen Maske. Es „zeigt" sich seinen Mitmenschen, auch den nächststehenden nicht. Das ist mit ein Grund dafür, daß Agrimony nicht wirklich geliebt werden kann. Der Partner liebt das, was Agrimony zu sein vorgibt, kennt aber den wahren Menschen, der hinter dieser Fassade steckt, nicht. So wie es sich innerlich fühlt, hält sich Agrimony anscheinend selbst nicht für liebenswert.

Aspen

Zur Ergänzung des Bach-Mittels Aspen findet man in der homöopathischen Literatur eine Fülle von Angstmedikamenten, die einer genauen Analyse des Einzelfalls bedürfen. So haben *Aconitum, Arsenicum, Belladonna, Cannabis indica, Phosphorus* und *Stramonium* Angst vor eingebildeten Dingen.
Schlafwandler sind unter anderem Menschen, die Phosphor und *Opium* brauchen.
Aus der Vielzahl der Mittel, deren Vertreter im Schlaf sprechen, hier eine Auswahl der wichtigsten: *Arsenicum, Belladonna, Kalium carbonicum* und *Phosphorus*. Plötzliche Ohnmachten finden wir auch bei Phosphor.
Aspen kündigt seinen eigenen Tod an, wie es auch das homöopathische Mittel *Aconitum* tut.
Sepia kann quälende Ängste entwickeln, ohne zu wissen, wovor es sich so fürchtet. *Phosphorus* leidet an einer freischwebenden Angst, die allgegenwärtig zu sein scheint.

Ein anderer Zug des Mittels Aspen ist, daß es die eigentliche Verantwortung für seine Entwicklung nicht übernimmt. Anstatt sich selbst zu hinterfragen, schiebt Aspen die Verantwortung ungreifbaren, mysteriösen Einwirkungen zu. Hier findet sich eine Ähnlichkeit mit dem Bach-Mittel *Willow*, das die Schuld anderen Menschen zuschreibt. Aspen hingegen beschuldigt nicht seine Mitmenschen, sondern gibt dem Numinosen die Schuld für Mißstände in seinem Leben. Auf diese Weise entzieht es sich dem Reflektieren über eine mögliche Eigenbeteiligung an seinem Schicksal.

Beech

Beech ist sehr mit *Palladium, Platin* und – in seiner gemäßigten Variante – auch mit *Hyoscyamus* verwandt. Besonders wenn Verdauungsstörungen vorliegen, denkt man dabei auch an *Lycopodium*.

Meist ist aber auch eine Behandlung mit *Platin* angezeigt.
Die Eigenschaft, andere zu kritisieren hat Beech mit *Calcium phosphoricum* gemeinsam. *Calcium phosphoricum* kritisiert abwesende Personen, wohingegen *Natrium muriaticum* und *Sepia* auch anwesende Personen angreifen.
Veratrum album ist kritisch, tadelsüchtig und hochmütig, es zeichnet sich vor allem durch seine religiöse Selbstgerechtigkeit aus.

Centaury

Bei dem Bach-Mittel Centaury könnte man am ehesten an *Pulsatilla* denken. Wie *Pulsatilla* ist es servil und hat das berechtigte Gefühl unter jemandens Fuchtel zu stehen. Beide Mittel formen sich nach den Wünschen anderer, sie sind stets bereit, alles mitzumachen. Der eigene Beitrag an Ideen und Initiative fehlt jedoch fast gänzlich.

Eine sehr interessante Entsprechung findet sich im KENT unter der Rubrik „Verehrung". Hier ist nur ein einziges Mittel, nämlich *Coffea* angegeben. Tatsächlich handelt es sich hier um das Synonym von „hörig" oder „servil". In der Praxis kann man des öfteren ein Zusammentreffen der Symptome „servil" und „schlaflos" antreffen. Das kann z. B. der Fall sein, wenn das Dienenwollen in zu große Geschäftigkeit ausartet.

Die scheinbar widersprüchlichen Bilder von *Coffea* und Centaury erfahren also in diesem Punkt eine wichtige Annäherung. Es lohnt sich in jedem Falle, eine aktive Ausprägung des Centaury-Naturells abschließend mit einer Hochpotenz *Coffea* zu behandeln.

Wie das Bach-Mittel *Aspen* verbirgt Centaury seine echten Empfindungen. Es macht sich unentbehrlich und ist stets dienstbereit. Obwohl es mit diesem Verhalten Liebe vorgibt, ist es keiner echten Liebe fähig. Wie *Pulsatilla* will es eher Anerkennung und Liebe erhalten, als sie selbst zu geben.
Centaury kann nicht nein sagen. Dieses Gemütssymptom hat auch eine körperliche Parallele, wenn Bakterien, Viren und Erreger in den

Körper einzudringen versuchen. Wenn Erreger eindringen konnten, hat das Abwehrsystem zu diesen Angriffen nicht nein gesagt. Centaury verhilft dem Körper in solchen Situationen dazu, die Abwehrkräfte wieder zu stärken.

Cerato

Für Cerato finden sich einige Vergleichsmittel im homöopathischen Arzneimittelschatz.
Graphites ist töricht und läßt sich deshalb leicht beschwatzen und überreden. Beide Mittel können sich nicht entscheiden. Sie plagen ihre Zuhörer mit immer denselben Fragen und Problemchen. Letztlich versuchen beide, einen Mitmenschen dazu zu bewegen, daß er ihnen die Entscheidung abnimmt. Beide Mittel können ihrer Umwelt und ihren Therapeuten mit ihrem törichten Verhalten auf die Nerven gehen.

Antimonium crudum und *Natrium muriaticum* wollen ebenfalls keinen Rat befolgen, dieser Haltung liegt aber Widerspruchsgeist und nicht Unsicherheit zugrunde.

Pulsatilla gibt sich sanft und unbestimmt. Es ändert sich leicht und paßt seine Meinung und seine Verhaltensweisen an.
Im KENT finden wir unter der Rubrik „will keinen Rat annehmen" *Helonias* als einziges Mittel. *Helonias* gilt als Frauen-, bzw. als Uterusmittel. Interessant ist in diesem Zusammenhang, daß – vielleicht erziehungsbedingt – besonders Frauen zum Cerato-Zustand neigen. Auch feminine Männer und Jugendliche, die ihre Geschlechterrolle erst definieren müssen, geraten vorübergehend in dieses Verhaltensmuster. Hier sollte *Helonias* als homöopathisches Ergänzungsmittel eingesetzt werden. In der Praxis verabreichen wir des öfteren Männern, die uns mit ihren beständigen Fragen quälen, eine Hochpotenz *Helonias*. Die Patienten berichten anschließend zumeist, daß sich ihr verwirrter Zustand innerhalb der nächsten halben Stunde aufgeklärt hätte.

Auch der *Thuja*-Patient ist sich, wenn seine Erkrankung fortgeschritten ist, seiner Sache nicht mehr sicher. Er bezweifelt alles, was ihm vorgetragen wird augenblicklich und befindet sich so in einem echten Dilemma: Er, der kein wahrhaftiges Bild von sich geben will, der manipuliert und verschweigt, täuscht sich schließlich selbst, solange bis sein Selbstvertrauen völlig erschüttert ist.

Cherry Plum

Cherry Plum ist mit einer größeren Zahl homöopathischer Mittel zu ergänzen. Keines aber kommt an *Stramonium* heran, besonders wenn der Patient weit geöffnete Pupillen hat, gelegentlich Stuhl unter sich läßt oder Angst hat, zuschlagen zu müssen. Es hat sich bei meiner Arbeit gezeigt, daß Menschen, die Cherry Plum brauchen, überdurchschnittlich oft in das Stramoniumbild passen.

Man sollte aber auch an *Hyoscyamus* denken, das sein Unbewußtes durch paranoide, besessene Ideen unter Kontrolle hält (VITHOULKAS).

Versagt dieses Kontrollsystem plötzlich, so brechen vor allem im Sexualbereich die Dämme. Dem Homöopathen ist die Obszönität des Mittels bekannt, das wie auch *Stramonium* Stuhl und Urin unter sich lassen kann. Es ist jedoch weniger gewalttätig in seinen Reaktionen als *Stramonium*. Auch bei weniger starken Krankheitsbildern ist *Hyoscyamus* hilfreich, so z. B. wenn sich ein Mensch zwischen seinen Anspruch und seinen Sexualtrieb gestellt sieht.

Die Cherry Plum eigene Angst vor der Heilanstalt findet sich auch bei dem Mittel *Chenchris*.

Lachesis, Mancinella und *Pulsatilla* haben Angst vor einer Geisteskrankheit.

Wie *Calcium carbonicum* fürchtet sich Cherry Plum davor, wahnsinnig zu werden. Wir dürfen hierbei nicht an das chronische *Calcium carbonicum* denken, das in seiner Schlaffheit zu solchen Emotionen nicht fähig ist, sondern an das akute *Calcium*, das durch das Mittel

Belladonna repräsentiert wird. Man sollte sich als Behandler davor hüten, ein Calcium-Naturell, das in diesen Zustand gerät, zu unterschätzen. Eine Calcium-Persönlichkeit ist darin nämlich fähig, Erschreckendes zu tun.
Im Falle einer jungen Frau vom Calcium carbonicum-Typus hielten sie sowohl ihre Freunde, ihre Familie, als auch ihr Therapeut für schlaff und aggressionsgehemmt. Eines Tages erhängte sie sich, nachdem sie einen emotionalen Schock erlitten hatte. Unter der Rubrik „Selbstmord durch Erhängen" ist im Kent auch *Belladonna* aufgeführt.

Cherry Plum steht unter einem gewaltigen inneren Druck. In eine solche Verfassung geraten Menschen auch dann, wenn sie die gewaltige Kraft der Sexualität in sich aufsteigen fühlen und kein Ventil dafür finden können. Andere Möglichkeiten der Umsetzung und Bewältigung dieser Kraft, sie also nutzbar zu machen, ohne sie zu unterdrücken, sind in unserem Kulturraum – im Gegensatz zum fernöstlichen – kaum bekannt. In einer solchen Situation ist Cherry Plum angezeigt.
Als homöopathisches Ergänzungsmittel kommen einige in Betracht, die dann je nach Typ verordnet werden: *Bufo rana, Cantharis, Murex, Origanum, Phosphorus, Platin, Staphisagria* und *Tarantula*, um einige zu nennen. Bei *Lachesis* kann die Unterdrückung des Sexualtriebes eine Verengung der Blutgefäße verursachen, der Blutkreislauf wird in Mitleidenschaft gezogen. Dieses Unterdrückungsgeschehen kann sogar bis zum Nierenversagen fortschreiten.

Da in den letzten Jahren ostasiatische Meditationsmethoden eine weite Verbreitung fanden, trifft der Behandler – besonders im Einzugsgebiet bestimmter Großstädte – auf ganz spezifische Formen der Schädigungen. Die Ausübung der Meditation ist in Asien streng an die Führung durch einen erfahrenen Meister gebunden. Dieser weiß um das mögliche Auftreten von Sinnestäuschungen oder Wahnvorstellungen bei einem Meditationsschüler und bewahrt ihn vor diesen Schädigungen.
Im Westen gibt es kaum *wirklich* erfahrene Meditationsmeister

(selbst in Asien sind sie selten), die meisten üben ihre Berufung zudem als Broterwerb aus und verfahren nach dem Prinzip: es wird schon nichts passieren. Asiatische Meister täuschen sich oft in der Natur des Europäers, verkennen seinen faustischen Aspekt und überschätzen so seine Fähigkeiten. Als Folge dieser Prämissen bekommen einige Meditationsschüler schizophrene Schübe oder Wahnvorstellungen, aus denen ihr „Meister" ihnen auch nicht mehr heraushelfen kann. Cherry Plum, *Stramonium* oder *Belladonna* sind hier die Mittel der Wahl.

Chestnut Bud

Wenn man vorrangig die Periodizität von Chestnut Bud berücksichtigt, dann entspricht dieses Blütenmittel dem Mittel *Cedron* in der Homöopathie: Der Mensch selbst oder sein Körper machen immer wieder denselben Fehler. Weitere Ergänzungen aus der Homöopathie, die dieses Moment berücksichtigen, sind unter anderen *Acidum nitricum*, *China* und *Lachesis*.

Da Chestnut Bud aber auch bei verzögerter Entwicklung empfohlen wird, soll hier daran erinnert werden, daß eine Hochpotenz von *Natrium muriaticum* angezeigt ist, wenn das Kind schwer sprechen lernt. Wenn es dagegen nicht laufen lernt, wirken *Calcium carbonicum* und *Silicea*.

Agaricus hilft hirngeschädigten Kindern, bei denen beides zu spät kommt (DORCSI). Bei retardierter Entwicklung wird außerdem noch *Barium carbonicum* empfohlen.

Chicory

Wenn eine Patientin Chicory braucht, ist besonders bei gleichzeitig auftretenden Unterleibsbeschwerden an *Platin, Lilium tigrinum* und *Palladium* zu denken. Leichtere Chicory-Störungen finden in *Ignatia* ihre Entsprechung.

Die kräftigen, gestauten Beine hat Chicory mit *Natrium muriaticum* gemeinsam.

Wie *Arsen* ist es begierig nach dem Besitz anderer (BLACKIE).
Moschus will seine Mitmenschen gefühlsmäßig erpressen und hat darin eine Entsprechung zu Chicory. *Dulcamara* lebt durch andere, es dominiert sie und bestimmt, was sie tun und denken sollen. Es übt seinen Einfluß auf die Familie aus und erstickt Lebendigkeit und Spontanität.

Mit *Sepia* hat Chicory die Märtyrerhaltung gemeinsam, die es gerne einnimmt, um so einen subtilen Machtdruck auf die übrigen Familienmitglieder ausüben zu können. Es hilft wenig, wenn diese Menschen im Rahmen einer psychologischen Beratung auf die Freuden, die das Leben zu bieten hat, aufmerksam gemacht werden. Für sie stellt dieses zur Schau getragene Leiden ja einen Gewinn dar, der ihnen einerseits das Gefühl gibt, besser als andere zu sein und ihnen andererseits dazu verhilft, ihre Interessen durchzusetzen. Hier kann sowohl Chicory als auch *Sepia* eine festgefahrene Verhaltensweise ohne großen Aufwand an Gesprächen bereinigen. Bei solchen Persönlichkeitsstrukturen bewährt sich die einmalige Gabe einer Hochpotenz von *Sepia*. Die tägliche Einnahme von Chicory und das daraus allmählich entstehende Wohlgefühl, veranlaßt nämlich manche „Märtyrer", ihre Medizin nicht mehr einzunehmen.

Clematis

Clematis hat gewisse Ähnlichkeit mit *Cannabis indica* und *Cannabis sativa*, die sich beide in berauschenden Bildern und angenehmen Vorstellungen verlieren und sich in diesem Zustand sehr wohl fühlen.
Cannabis indica hat zudem noch einen schläfrigen Gesichtsausdruck, den man z. B. auch bei den Kalium-Salzen der Homöopathie finden kann. Wie *Kalium bromatum* kann es während einer Unterhaltung einnicken. Mit *Asarum* teilt es das Gefühl des Schwebens.

Natrium muriaticum wendet sich seiner Innenwelt zu, da es Angst vor dem Einlassen auf Gefühle und Beziehungen hat. Es will nicht verletzt werden und baut sich „sichere" Bereiche auf, wie Lesen,

Tagträumen usw., in denen es geschützt vor der Außenwelt Empfindungen zulassen kann.

Auch *Tuberculinum* ist in Gedanken immer woanders, verschwendet sich an immer neue Ideen und Bilder und ist aus diesem Grund ein schlechter Gesprächspartner und Zuhörer.

Crab Apple

Die Zwanghaftigkeit von Crab Apple, das extreme Bedürfnis nach Ordnung und Reinlichkeit, finden wir bei *Arsenicum* wieder. Beide Mittel versuchen ihre inneren Ängste und Unsicherheiten durch Ordnung im Außen zu kompensieren. In der Praxis kann man feststellen, daß *Arsenicum* die Angst, die einer solchen Zwanghaftigkeit zugrunde liegt, zum Verschwinden zu bringen vermag.

Mit *Lycopodium* teilt Crab Apple die Überbewertung von Kleinigkeiten. Wer je einmal versucht hat, mit einem Lycopodium-Typ etwas Bestimmtes einzukaufen, wird das wissen. Auch *Staphisagria* legt Wert auf Kleinigkeiten. Es ist ein eher schüchternes Mittel, das großen Gefühlen keinen Ausdruck verleihen kann. Es bringt es einfach nicht fertig, seine Emotionen in ihrem ganzen Ausmaß zu zeigen. Das mag vielleicht der Grund dafür sein, daß seine Interessen so an Kleinigkeiten gebunden sind. Es leidet wegen kleiner Gesten und Andeutungen, mit denen es konfrontiert wird – ebenso leicht ist es aber mit solchen Kleinigkeiten zu beruhigen und zufriedenzustellen (Vithoulkas).

Erstaunlich ist, daß sich *Sulfur*, das man in der Homöopathie als „schmutziges" Mittel kennt, vor dem Dreck anderer ekelt. Wie Crab Apple fürchtet es sich vor Infektion und Ansteckung. Dieselbe Angst findet sich auch bei *Syphilinum* wieder. Seine Angst vor Infektionen geht sogar soweit, daß sie zum Waschzwang führt. Syphilinum wäscht sich unaufhörlich die Hände.

Auch *Natrium muriaticum* kann von der Angst vor Schmutz befallen werden. Es beginnt dann zwanghaft zu putzen, zu desinfizieren und

sich zu waschen. Überall fürchtet es Bakterien, die es zu beseitigen sucht.
Die Erfahrung in der Praxis zeigt noch eine andere interessante Parallele. Chronische Ausscheidungen wie Rhinitis oder Leukorrhöe, bei denen Crab Apple von Bach-Therapeuten verwendet wird, benötigen in der Homöopathie oft sykotische Mittel wie *Medorrhinum*, *Pulsatilla* oder *Thuja*. Häufig kann man bei diesen Menschen auch die für Crab Apple typische Überbewertung von Kleinigkeiten finden.
Da Crab Apple den Körper zugleich von eingedrungenen Erregern und von Verschlackungen reinigt, bieten sich als Vergleichsmittel in der Homöopathie die Drainagemittel *Berberis*, *Carduus marianus*, *Chelidonium* und *Solidago* an.

Elm

Elm hat mit *Silicea* gemeinsam, daß es sich plötzlich von der gewohnten Arbeit überfordert fühlt. Je nach Typ läßt sich dabei auch an *Argentum nitricum* denken, mit seiner Vorstellung, daß die Arbeit wie ein Berg vor ihm liegt.
Calcium carbonicum kann von einem Tag auf den anderen nicht mehr mit dem gewohnten Arbeits- oder Familienalltag umgehen und gibt beides auf.

Gentian

Die reaktive Depression von Gentian findet unter anderem in *Ambra* ein Heilmittel. Kummer, Geschäftssorgen und Mißerfolge quälen den Menschen, der Ambra braucht. Er kann diese negativen Gedanken nicht auflösen.
Psorinum macht sich und anderen das Leben unerträglich mit seiner ständigen Skepsis und seinen Zweifeln.
Staphisagria läßt sich durch Kränkungen und Ärger so verunsichern, daß es mit seinen Zweifeln an der eigenen Sicherheit für seine Mitmenschen schwierig wird.

Thuja, das Zeit seines Lebens darauf aus ist, andere zu täuschen, wird schließlich so unsicher, daß es nicht einmal sich selbst mehr Glauben schenken kann.

Dulcamara und *Chelidonium* lassen sich durch Kleinigkeiten entmutigen. Zweifel am Leben tritt gelegentlich aufgrund eines Verlustes oder Schocks auf. Diese Störung wird in der Homöopathie ganz schnell und sicher mit *Natrium muriaticum* geheilt.

Gorse

Die Verzweiflung von Gorse teilen *Aconitum*, *Arsenicum*, *Aurum* und *Calcium carbonicum*. Verzweifelt und apathisch sind *Aurum* und *Carbo vegetabilis*. *Agnus castus* hat sich selbst schon aufgegeben und glaubt, daß es bald sterben wird.

Arsenicum, *Calcium carbonicum* und *Acidum nitricum* zweifeln an ihrer Genesung und tragen sich mit dem Gefühl, daß ihnen niemand und nichts mehr helfen kann.

VITHOULKAS verwendet *Aurum* bei Schmerzen, die den Patienten verzweifeln lassen und ihn zum Selbstmord treiben. Dieselbe Idee liegt auch dem Mittel Gorse zugrunde, das alle Hoffnung aufgegeben hat und in die Selbstzerstörung hineintreibt.

In den Gorse-Zustand kann ein Mensch auch ohne innere oder psychische Gründe für seine Verzweiflung geraten. Der Gorse-Zustand findet sich oft bei schweren, schwächenden Infektionskrankheiten und läuft auf rein somatischer Ebene ab. Der Körper ist so müde und erschöpft durch die Erkrankung, daß der Patient aus dieser Erschöpfung heraus lethargisch wird und nicht mehr an seine Genesung glaubt.

Eine nicht eingestandene Verzweiflung, wie z. B. eine unglückliche Ehesituation, kann Gorse erfordern. Ein sensibler Behandler empfindet solche Menschen als Kraftsauger. Das liegt daran, daß eine

Lebenssituation in ihrer Sinnlosigkeit oder Schwere vom Patienten vor sich selbst verleugnet wird. Auf einer tieferen Ebene aber fordert der Kranke dringend Hilfe von außen und richtet diesen Wunsch unbewußt an den Therapeuten, zu dem er vielleicht wegen eines körperlichen Leidens kommt. Durch die unausgesprochene, massive Ausstrahlung dieses Anspruchs kann sich dieser nun plötzlich angestrengt oder geschwächt fühlen.

Es ist daher ratsam, kraftraubende Patienten mit Gorse zu behandeln und dabei gleichzeitig zu versuchen, das Unausgesprochene aussprechbar zu machen.

Heather

Heather's Freude am eigenen Sprechen findet sich auch bei *Pareira*, *Natrium muriaticum* und *Stramonium*.

Palladium liebt wie Heather die Selbstbespiegelung, wobei es ihm völlig gleichgültig ist, wie sich seine Umgebung dazu stellt. Die Rücksichtslosigkeit, mit der beide Mittel um Beachtung kämpfen, läßt auf einen tiefen, inneren Notstand schließen.

Wer das Mittel Heather nicht zur Hand hat, kann die ihm eigene Redseligkeit mit *Palladium* dämpfen. Auch *Phosphorus* produziert sich gerne. Seine Selbstbespiegelungen sind jedoch so witzig, charmant und auch selbstkritisch, daß man sie eher genießt als verabscheut.

Handelt es sich um geschwätzige Typen, sind *Lachesis*, *Mercurius* und *Syphilinum* angezeigt, letzteres vor allem bei älteren Arteriosklerotikern (DORCSI).

Auch *Sulfur* ist überaus geltungsbedürftig. Es braucht die Anerkennung anderer. Wird ihm diese verweigert, geht es sogar soweit, Engagements und Freundschaften abzubrechen. *Sulfur* ermüdet seine Zuhörer sehr und verärgert sie schließlich mit seinen Lobreden auf sich selbst.

Der Heather-Zustand wird in der Sekundärliteratur zu BACH (wohlgemerkt: nicht von ihm selbst!) als ziemlich lästig und abstoßend

dargestellt. Er ist aber, wie wir feststellen können, in einigen Lebensabschnitten durchaus physiologisch, so z. B. in fortgeschrittenem Alter. Der alte Mensch ist ganz natürlich auf sich selbst zurückgeworfen, seine Welt hat sich verkleinert, oft sind auch seine Sinneswahrnehmungen wie Sehen oder Hören eingeschränkt. So versucht er, als Mittelpunkt dieser klein gewordenen Welt sein Leben zu gestalten. Mit dieser Betrachtungsweise kann dem Mittel Heather ein wirklich liebenswerter Zug abgewonnen werden.
Insofern sollte Heather kein Mittel sein, demgegenüber wir Verachtung empfinden. Ein so egozentrisches Ausagieren, wie es Heather gelegentlich zeigt, weist nur auf eine tragische, innere Leere hin, die an unser Mitgefühl appelliert.

Eine weitere Möglichkeit für den Gebrauch von Heather ist gegeben, wenn ein Mensch sich ausschließlich einer bestimmten Fachdisziplin widmet. Er kann dann nur noch über seine Arbeit, seine Forschungen und diesbezügliche Erfahrungen sprechen. So wird er für seine Umgebung zu einer echten Belastung. Heather oder eines der vorher genannten homöopathischen Mittel stellen seine Kommunikationsfähigkeit wieder her.
Ein ganz neuer Gesichtspunkt bei der Behandlung von Depressionen ist der, sich bei der Mittelwahl nicht von so offensichtlichen Symptomen wie „Traurigkeit" oder „Antriebslosigkeit" leiten zu lassen. Es empfiehlt sich vielmehr, den Blick auf die Selbstbezogenheit des Patienten in seiner Depression zu richten und seinen „negativen Narzißmus" wahrzunehmen. Differenzierte Patienten empfinden diesen Gemütszustand ganz zutreffend als *quälende* Selbstbezogenheit. Mit Heather oder *Palladium* lassen sich erfolgreiche Heilungen dieses Zustandes erreichen.

Holly

Eine Fülle von homöopathischen Mitteln ähnelt in gewissen Zügen Holly. Um nur einige zu nennen: *Hyoscyamus, Lachesis* und *Stramonium*. Eifersucht und Mißtrauen sind die Hauptmotive, die sich durch die Geschichte eines Menschen, der *Hyocsyamus* benötigt, wie ein roter Faden ziehen. Aus diesen Motiven heraus handelt er gelegentlich sogar gewaltsam.

Natrium muriaticum vergißt nie, wenn es sich einmal von einem Menschen beleidigt fühlte und ist rachsüchtig. Es wartet lange auf die Möglichkeit der Vergeltung und freut sich, sobald der Zeitpunkt eintritt, es dem anderen heimzuzahlen.

Acidum nitricum lebt ähnlich wie *Hyoscyamus* in einer Welt des Mißtrauens. Dieses grundlegende Gefühl steht wie eine gläserne Wand zwischen seinen Mitmenschen und ihm, es verhindert menschlichen Austausch und Kommunikation.

Tuberculinum und *Hepar sulfuris* können böse sein und bösartig zerstören oder quälen.

Vor allem das Mittel Holly wird in der Sekundärliteratur sehr negativ besetzt. Eifersucht, Wut, Haß, alles ganz negative Eigenschaften, werden ihm zugeschrieben. BLOME hat es sogar zu der *Nux vomica* unter den Bach-Mitteln gemacht und zu einer fast lächerlichen, wütenden Figur degradiert. Wenn es so gesehen wird, ist das Mittel Holly schon recht weit von der Lehre BACH's entfernt und ebenso weit von der Liebe selbst, die ja durch diese Blüte repräsentiert wird.

Man sollte bedenken, daß Holly ein Mittel von großer Kraft ist. Mir stellt sich der Holly-Zustand stets als Ringen um die Liebe dar. Wer je einen Menschen um Liebe ringen sah und dessen oft qualvolle Situation erkannte, weiß, auf wieviel tieferen Schichten (als der von Nux vomica) sich seine Seele durchkämpfen muß. Ein Zustand, der zu Herzen gehen könnte, wüßte man nicht um die Kraft des Mittels Holly. In allerkürzester Zeit kann es den Patienten aus seiner verzweifelten Situation herausbringen und ihm dazu verhelfen, daß er die gewonnene Realisation der Liebe in seine Gesamtpersönlichkeit einbaut – zur wahren Freude für ihn und seinen Therapeuten. Jeder Behandler sollte eine tiefe Ergriffenheit in sich spüren, wenn er sich starkem Haß gegenübergestellt sieht. Die gleiche Kraft und Macht wird auch die Liebesfähigkeit dieses Menschen haben, wenn sein Bewußtsein eine kleine Wendung erfährt.

Angeführt sei der Fall einer Psychoanalytikerin, deren Heilung keine Fortschritte zu machen schien. Sie berichtete, daß sie nun zum vierten Male in den Forman-Film „Amadeus" gehen würde, da dieser eine große Faszination auf sie ausübe. Patientin und Therapeutin besahen sich gemeinsam den Film. Der Behandlerin fiel sogleich die äußerliche Ähnlichkeit zwischen der Patientin und dem Darsteller des Salieri auf. Sie hatten beide denselben Gesichtsschnitt und dieselbe großporige, leicht narbige Haut. Salieri wird als Mensch dargestellt, der als einziger die Größe Mozarts erkennt und würdigt, ihn zugleich glühend liebt und neidvoll haßt. Die Patientin erhielt Holly als Einzelmittel, der Erfolg war überwältigend.

Gerade bezüglich dieser Persönlichkeitsstruktur zeigt es sich, daß sich Holly ganz ausgezeichnet durch *Palladium* ergänzen läßt. Diesem Mittel schreibt die homöopathische Arzneimittellehre eigentlich keinen besonderen Tiefgang in der Wirkungsweise zu. In den vorgenannten Fällen kann jedoch eine ganz außerordentliche Tiefenwirkung eintreten. Die Patienten werden entweder in Träumen oder in der Erinnerung mit den Situationen konfrontiert, die den Liebesverlust auslösten, unter dem sie weiterleiden, so daß sie ihn mit Negativaktionen überdecken müssen. Meist trifft sie die Erkenntnis, daß ihre Liebe in Haß umschlug, sehr heftig und löst Reuegefühle aus. Hier sollte man sofort mit dem Bach-Mittel Honeysuckle nachtherapieren, damit sich dieses schmerzliche Erkennen nicht festsetzt und eine Weiterentwicklung blockiert.

Honeysuckle

Honeysuckle hat Heimweh wie *Carbo animalis, Phosphorus* und – vor allem – *Capsicum*. Menschen, die in Nostalgie nach ihrer Kindheit und Jugend verharren und in diesen Erinnerungen schwelgen, benötigen in der Homöopathie *Capsicum*.
In der homöopathischen Praxis hat es sich gezeigt, daß ältere Frauen, die sich im „negativen" Holly-Zustand befinden, die also zu allzu jugendlichen Kleidern und Frisuren – speziell langen, mädchenhaften Locken – tendieren, *Cimicifuga* benötigen.

Empfindet ein Mensch echte Reue über Dinge, die er getan oder gesagt hat und kommt von seinem Gefühl des Versagthabens nicht los, dann hilft ihm Honeysuckle, wieder Lebensfreude zu empfinden. Honeysuckle trifft genau den Punkt, an dem Bedauern in Schuldgefühl umschlagen kann. Es setzt ein, bevor sich das freischwebende Gefühl der Reue in eine stärkere psychosomatische Störung umsetzt. Es ist daher wichtig, diesen Zustand zu erkennen. Homöopathische Ergänzungsmittel dazu sind *Arsenicum, Aurum, Causticum* und *Coffea*.

Die Arbeit mit Honeysuckle und seinem homöopathischen Komplementärmittel *Capsicum* führt zu einer überraschenden Erfahrung: Beide Mittel sind nämlich bei Suchtverhalten hilfreich. Sowohl Honeysuckle, als auch *Capsicum* löschen die Sehnsucht nach vergangenem Schönen und den schönen Empfindungen, die man damals dabei hatte. Auch der Alkoholiker wird ja durch die Erinnerung an das angenehme Gefühl, das beim Trinken entsteht und die Sehn- „Sucht" nach dessen Wiederholung beherrscht. Bei der Behandlung mit den beiden obigen Mitteln kann es durchaus eintreten, daß der Alkoholiker buchstäblich „vergißt", sich mit hochprozentigen Getränken zu versorgen, da ihre Erinnerung, ihr Heimweh nach dem Rauschzustand, gelöscht wird. Selbstverständlich passiert eine solche Löschung nicht von ungefähr, sie bedarf der Bereitschaft des Patienten und der Geduld des Therapeuten, aber sie ist grundsätzlich – zur freudigen Überraschung der Beteiligten – durchaus möglich.

Bei Alkoholsucht sollte die Hochpotenz von *Capsicum* nicht in alkoholischer Lösung, sondern in Milchzuckerverreibung verabreicht werden. Die Bach-Blütenmischung hat dabei in Wasser und nicht in Alkohol zu erfolgen. Ganz allgemein sei darauf verwiesen, daß es sich bei den Bach-Blüten um hochsensible Systeme handelt. Sie entfalten ihre Wirkung in der Mischung mit Wasser und tiefprozentigem Alkohol. Werden sie jedoch mit einem höheren als 45%igem Alkohol vermischt, verfällt ihre heilende Wirkung.

Hornbeam

Hornbeam fühlt sich, als ob sein Gehirn erschöpft und nicht mehr aufnahmefähig sei. In der Homöopathie gibt man hierbei – speziell bei Überarbeitung im Studium – *Acidum phosphoricum* und *Agaricus*. Auch *Phosphorus* und *Psorinum* haben einen müden Kopf. Eine Gabe *Phosphorus* C 30 kann bei einem erschöpften Geistesarbeiter als willkommener „Muntermacher" erfrischen. Diese Verordnung sollte jedoch einem erfahrenen Homöopathen vorbehalten bleiben, der die Wirkung von Phosphor auf Blut und Lunge einzuschätzen vermag. Das Gefühl, als ob die Arbeit wie ein Berg vor ihm liegen würde, haben *Argentum nitricum* und *Silicea*.

Impatiens

Impatiens zeigt sich ungeduldig und manchmal so unbeherrscht wie *Chamomilla, Lycopodium* und *Nux vomica*. Es handelt schnell wie *Lachesis* und *Coffea*. Wie *Tarantula* ist es ein rascher Arbeiter, den die Langsamkeit anderer zu Zornesausbrüchen treiben kann. *Nux vomica* ist in kurzer Zeit außer Fassung zu bringen und reagiert mit Ungeduld, wenn ein anderer auch nur zum Begreifen und Erfassen eines Sachverhalts etwas länger braucht.

Larch

Larch fehlt das Selbstvertrauen wie *Anacardium, Aurum* und vor allem *Silicea*. Auch *Calcium carbonicum* traut sich nichts zu und ist schon entmutigt, bevor es eine Sache wirklich in Angriff nimmt. Die Erfahrung zeigt, daß sich bei Impotenz mit Erwartungsangst *Silicea* als Mittel der Wahl anbietet. DORCSI erwähnt bei *Silicea* den Minderwertigkeitskomplex und das Erfahren des Nichtbestehenkönnens. *Argentum nitricum* leidet an der Vorstellung, alles falsch zu machen und ohne Erfolg zu bleiben.

Alle obigen Mittel stellen sich dem Behandler als schwache und unsichere Patienten dar. Ihre Entmutigung scheint spürbar. Ganz anders verhält es sich mit *Lycopodium*, das sich nach außen hin völlig selbstbeherrscht und sicher gibt. Gelegentlich wirkt sein diszipliniertes und selbstgerechtes Ambiente sogar provokativ. Im Kern dieses Verhaltens herrschen jedoch tiefe Unsicherheit und ein angeschlagenes Selbstwertgefühl. *Lycopodium* betont immer wieder, daß es eigentlich keine Hilfe benötige, daß es wunderbar alleine zurechtkäme und es eigentlich nichts gäbe, was es falsch mache. Man sollte daher auch bei Menschen, die sich so selbstüberzogen gebärden, an *Lycopodium* denken, das ihre tiefen Selbstzweifel heilen kann.

Ganz ähnliche Gegebenheiten finden wir bei Patienten, die das Mittel *Platin* benötigen. Ihre Arroganz und Selbstherrlichkeit ist oft schwer zu ertragen und dem Behandler liegt es manchmal auf der Zunge zu bemerken: „Warum sind Sie denn zu mir gekommen, wenn Sie alles so gut im Griff haben?" Wie bei *Lycopodium* liegt auch bei *Platin* ein tiefes Minderwertigkeitsgefühl unter der nach außen formulierten Arroganz.

Mimulus

Für die Ängstlichkeit von Mimulus findet sich wieder eine Vielzahl von Mitteln im KENT und in anderen homöopathischen Quellen. Eine liebenswürdige Ängstlichkeit findet sich bei *Phosphorus*, das noch weitere Ähnlichkeit mit Mimulus hat. So sind z. B. beide überempfindlich gegen äußere Eindrücke, Geräusche, Gerüche usw. Beide Mittel sind ängstlich, wenn sie selbst erkrankt sind und brauchen die Versicherung einer außenstehenden Person, daß sie an keiner ernsthaften Erkrankung leiden und bald wieder gesund sein werden. Beide Mittel können in einer bestimmten Ausprägung Angst davor haben, sich mit Menschen unterhalten zu müssen. Sie empfinden dann ein Gespräch als kraftraubend und anstrengend. Beide haben Angst vor der Dunkelheit und Angst vor einem Gewitter.

Das Element einer ängstlichen Übervorsicht ist dagegen bei *Causticum* stark ausgeprägt.

Angst vor Schmerzen und Leiden haben *Acidum hydrofluoricum*, *Hepar sulfuris*, *Chamomilla* und *Lycopodium*.
Angst vor unheilbaren Krankheiten und Angst um die Gesundheit haben unter anderem *Acidum hydrofluoricum*, *Acidum nitricum*, *Arsenicum* und *Calcium carbonicum*.
Psorinum leidet an einer Ca-Phobie und *Acidum nitricum* an einer Angstneurose.
Natrium muriaticum fürchtet sich besonders davor, herzkrank zu werden.

Mustard

Die Depression von Mustard ähnelt derjenigen von *Aurum*. Das Gefühl, ein Fremder zu sein, findet – wenn es so artikuliert wird – sein Heilmittel auch in *Cannabis indica*, *Cannabis sativa*, *Graphites*, *Medorrhinum* und *Valeriana officinalis*. Ganz wie Mustard fühlt auch *Cimicifuga*, daß sich die Depression wie eine schwarze Wolke darüber senkt.

Bei *Alumina* sitzt die Depression so tief, daß die Verzweiflung darüber zum Identitätsverlust führen kann. Alumina-Patienten haben sich mit ihrem Traurigsein abgefunden und sind von düsterer Schwermut umgeben.

Es erleichtert die Wahl der zahlreichen Depressionsmittel der Homöopathie, wenn man sich bei psychischen Erkrankungen hauptsächlich auf körperliche Symptome stützt, um nach diesen die Wahl der passenden Arznei zu bestimmen.

Oak

Oak arbeitet soviel wie *Aurum*, *Nux vomica* und *Tarantula*. Die beiden letzten Mittel zeichnen sich beinahe durch Arbeitswut aus. *Nux vomica* und *Tarantula* sind fähige Arbeitskräfte.

Tarantula wird durch den ihm innewohnenden nervösen Bewegungszwang zur Arbeit getrieben. *Nux vomica* dagegen ist ehrgeizig und will besser sein, als seine Kollegen. Es zeigt sich sehr pflichtbewußt im Berufsleben. Die geistige und körperliche Erstarrung, – eine Folge des negativen Oak – Zustandes – die sich z. B. in einer Arteriosklerose zeigen kann, trifft man auch bei dem Mittel *Plumbum* an.

Olive

Olive ist so erschöpft wie *Abrotanum, Alumina, Arsenicum, Carbo vegetabilis* und *China*. Auch die homöopathischen Säuren wie z. B. *Acidum muriaticum* gelten als große Mittel bei extremen Schwächezuständen.
Am ähnlichsten ist die Erschöpfung von Olive der von *Stannum*. Solche Patienten sind völlig ausgepumpt und haben das Gefühl, daß die Schwäche in ihren Adern fließt (VITHOULKAS). Sie sind zu erschöpft, um sprechen zu können und schon ein paar Schritte sind zuviel für sie. Für erschöpfte Frauen bietet sich noch das homöopathische Mittel *Helonias* an, auch sie werden schon durch die geringsten Bewegungen erschöpft.

Pine

Das Schuldgefühl von Pine weist Ähnlichkeiten mit zahlreichen homöopathischen Mitteln auf: *Aurum, Ignatia, Lachesis, Lilium tigrinum* und *Veratrum*. Die Vorstellung, ungerecht gehandelt zu haben, finden wir bei *Arsenicum, Aurum* und *Helleborus*.
Aurum leidet unter dem Gefühl, seine Pflicht verletzt und Vorwürfe verdient zu haben. Auch *Natrium muriaticum* kann an Schuldgefühlen leiden.

Kalium bromatum hält sich gar für ein Objekt der Rache Gottes. Es besteht noch ein anderer Bezug zwischen *Kalium bromatum* und Pine: Beide Mittel leiden an dem Zwang, Nägel zu beißen, was sich vielleicht aus der nervlichen Anspannung aufgrund unterdrückter Schuldgefühle verstehen läßt.

Red Chestnut

Red Chestnut macht sich übertriebene Sorgen um andere, genauso wie *Arsenicum, Phosphorus, Pulsatilla* und *Sulfur*. Bei den beiden letzten Mitteln steckt jedoch hinter dieser Sorge persönlicher Egoismus.

Arsenicum hat Angst, Menschen, die es liebt zu verlieren. Es geht ihm dabei nicht um das Wohl der anderen, sondern es fürchtet sich nur, jemanden zu verlieren, den es braucht. *Arsenicum* und *Sulfur* sorgen sich aus verkapptem Egoismus heraus übertrieben um andere und haben Angst, daß diesen ein Leid geschehen könnte.

Barium carbonicum hat ebenfalls Angst um andere, es will beschützt werden und seine Angst entspringt seiner Hilflosigkeit. *Aethusa* ist der Gedanke an den Verlust eines geliebten Menschen unerträglich. Es fürchtet dabei, vor Schmerz den Verstand zu verlieren.

Dulcamara verspürt einen starken Besitzanspruch auf andere Menschen in sich. Aus diesem Anspruch heraus sorgt es sich übertrieben um andere, gibt ihnen Verhaltensmaßregeln und wirkt so in seiner Art erdrückend. Die Sorgen vergrößern sich zur Angst um die anderen Familienmitglieder. Es versieht Angehörige und Freunde mit guten Ratschlägen und dringt darauf, daß diese auch befolgt werden. So regiert es seine Familie und lebt durch die anderen, die es zu beeinflussen sucht.

Das Mittel *Causticum* zeichnet sich dadurch aus, daß es starkes Mitleid mit seinen Mitmenschen empfindet. Durch zu großes Mitleid mit anderen, erkrankt es selbst.
Wenn sich übergroßes Mitleid, besonders mit dem anderen Geschlecht, in Träumen manifestiert, ist therapeutische Vorsicht geboten. Meist kündigt sich damit ein Umschlag des Stoffwechselgeschehens in eine autoaggressive Erkrankung an (Ca-Geschehen).
Auch *Causticum* zeigt diesen besonderen Aspekt mit dem Auftreten von blutenden Warzen, die ja als Miniatur Ca-Geschehen einzustufen sind.

Rock Rose

Rock Rose, das Heilmittel für den akuten Schock, ähnelt *Aconitum*, *Arnica* und *Opium*, in einer leichteren Ausprägung auch *Arsenicum*.

Rock Water

Fanatisch wie Rock Water können auch *Pulsatilla, Sulfur* und *Thuja* sein. *Myrica* hält sich für besser als andere. *Cannabis indica, Stramonium* und *Hyoscyamus* glauben an ihre Sendung und überschätzten ihr Wissen. *Lycopodium* und *Sepia* unterdrücken vom Kopf her ihre Bedürfnisse und Neigungen. *Lycopodium* achtet dabei darauf, daß es sich nach außen bestens darstellt. *Sepia* unterdrückt auf der Suche nach der Wahrheit ihre innersten Bedürfnisse, meist die Sexualität (VITHOULKAS), in solchem Maße, daß sie nicht mehr in ein normal verlaufendes Leben zurückfindet. Sie kann sich einem spirituellen Führer oder einer ebensolchen Gruppe unterordnen und deren Maximen und Normen übernehmen. So verliert sie ihre Lebensfreude, Intellekt und Gefühle stumpfen ab, bis sie an nichts mehr Interesse hat.

Scleranthus

Scleranthus steht mit seinen sprunghaften Beschwerden ganz in der Nähe von *Crocus* und *Pulsatilla*. Im Repertorium von WHEELER ist es sogar unter dem Stichwort „tränenreich" aufgeführt, ein Epitheton, das die Homöopathie der Pulsatilla-Persönlichkeit zuordnet. Auch der plötzliche Wechsel von Stimmungen, körperlichen Beschwerden und Schmerzen läßt an *Pulsatilla* als Vergleichsmittel denken.

Mercurius leidet an einer Instabilität der Gefühle: es schwankt zwischen Lachen und Weinen, da es zu schwach ist, in einer einzigen dieser Emotionen zu verharren. *Natrium muriaticum* kennt Schwankungen zwischen Heiterkeit und Depression, die dem außenstehenden Betrachter unverständlich und unbegründet scheinen.

Medorrhinum ist sprunghaft und unstet, es schwankt von einem Extremzustand in den anderen. Dieser dauernde Wechsel der Stimmungen kann solange dauern, bis der Patient völlig erschöpft ist.

Auf der geistigen Ebene hat Scleranthus Ähnlichkeit mit *Anacardium*. *Anacardium* hat das Gefühl zwei Willen zu haben, von denen der eine Willensimpuls das verbietet, was der andere verwirklichen will. Dieses Mittel kann sich also nicht zwischen Alternativen entscheiden und wirkt dadurch unberechenbar.
Tuberculinum-Patienten können ebenfalls unberechenbar handeln, in diesem Moment sind sie zerstörend und böse, im nächsten die Sanftmut in Person.
Den Wechsel von körperlichen Symptomen hat Scleranthus auch noch mit *Kalium bichromicum* gemeinsam.

Star of Bethlehem

Star of Bethlehem, das Mittel für den chronischen Schock und die Folgen von seelischen Verletzungen kann ergänzt werden durch *Acidum phosphoricum, Ignatia, Opium, Pulsatilla* und *Staphisagria*.
Acidum phosphoricum leidet daran, daß Kummer oder Trauer tief in sein Inneres eingedrungen sind. Sie lähmen sowohl seine Empfindungen, als auch seine körperlichen Funktionen. So verliert dieser Patient seine Reaktionsfähigkeit, emotionale und körperliche Reize dringen nicht mehr zu ihm vor. Schockerlebnisse oder Kummer können seine Persönlichkeit definitiv verändern: Er beginnt zu erstarren.

Das Mittel *Ignatia* mit seinen verborgenen Leiden und seinem stillen Kummer kommt dieser Bach-Blüte nahe, obwohl es ein eher oberflächlich anzusetzendes Mittel ist.
Besonders nach einem Schwangerschaftsabbruch oder einer Fehlgeburt können körperlich-seelische Verknüpfungen beobachtet werden.

Nicht wenige Frauen verändern nach einem solchen Geschehen sowohl ihr Gefühlsleben als auch ihr hormonelles Muster. Müdigkeit und Reizbarkeit stellen sich dann ein – hier hilft *Sepia* als Äquivalent.

Das homöopathische Mittel *Staphisagria* ist eher bei Kränkung angezeigt, speziell dann, wenn sich der Patient über eine solche Kränkung entrüstet. *Staphisagria* neigt dazu, in Liebesdingen romantische Gefühle zu hegen. Erlebt es auf diesem Gebiet eine Enttäuschung, so verschließt es sich mehr und mehr und verlegt sein Leid auf die somatische Ebene. Auch Kinder, die unter der häuslichen oder schulischen Atmosphäre leiden und deren natürliche Neigungen unterdrückt werden, erfahren durch dieses Mittel Hilfe.

Manche sehen Star of Bethlehem stärker in bezug auf *Natrium muriaticum*.

Natrium muriaticum durchlebt körperliche und seelische Beschwerden nach einem seelischen Schock, wie z. B. nach dem Verlust eines Menschen. Wie auch *Acidum phosphoricum* beginnt es zu erstarren. Die sich nach außen manifestierenden Symptome zeigen, daß dieser Schock tief nach innen verdrängt wurde. Aus diesem Grunde kann eine erfolgreiche medizinische Behandlung blockiert sein. Wenn also eine Therapie nicht so recht anschlägt, wenn sich nur Anfangserfolge zeigen und dann alles wieder zum Ausgangsstadium zurückkehrt, so heißt das nicht immer, daß die gewählten Mittel und Methoden falsch waren. Es empfiehlt sich vielmehr, Star of Bethlehem oder als homöopathisches Komplementärmittel *Natrium muriaticum* zu geben, um Blockaden, die durch seelischen Schock entstanden sind, zu lösen.

Sweet Chestnut

Die tiefe Verzweiflung von Sweet Chestnut ähnelt der von *Aurum*, obgleich Sweet Chestnut nie zum Selbstmord neigt. Wie auch bei dem Bach-Mittel Gorse kann ein Sweet Chestnut-Zustand rein körperlich bedingt sein, z. B. nach schweren Infektionen oder Operatio-

nen. Die Körperzellen sind dann so erschöpft und die Abwehr ist am Zusammenbrechen.
Man sollte daher bei schweren Allgemeinerkrankungen den Versuch machen, mit Sweet Chestnut und Gorse zu behandeln. Die Wirkung tritt sehr schnell ein und der Patient fühlt sich bald wieder frisch.
Sweet Chestnut ist auch ein Mittel für falsch verstandenes Christentum, wie z. B. das homöopathische Mittel *Arsen*. Manche Menschen verharren – trotz allen Leidens – gerne in diesem Zustand, da sie ihn irrtümlich für geistig wertvoll halten.
Calcium carbonicum und *Psorinum* können an sich und der Welt zutiefst verzweifeln und sich in ihr Leiden hineinfallen lassen.
Aurum ist zudem wegen seiner unerträglichen Schmerzen am Verzweifeln.

Vervain

SCHEFFER erwähnt den polternden Schritt der Vervain-Persönlichkeit, ein Faktum, das wirklich häufig in der Praxis zu beobachten ist. Dazu findet sich bei DORCSI eine Parallele. Er vergleicht die Anspannung und Unrast von *Arsenicum* mit der stampfenden Unruhe der Rennpferde vor dem Start. *Arsenicum* setzt sich auch übereifrig für das ein, was es für das Wohl seiner Familienmitglieder hält. Hält es z. B. einen Arztbesuch für nötig, so wird es nicht ruhen, bis der Betroffene ihn unternimmt. Schließlich unterwirft sich dieser der Anordnung, allein deswegen, weil er von *Arsen* nicht eher in Frieden gelassen wird.
Auch BLACKIE bringt eine neue Variante mit ins Spiel. Sie beschreibt den bewußt definitiven Gang von *Natrium muriaticum*.
Lachesis neigt dazu, religiös engstirnig zu sein und sich kämpferisch für die Gruppe oder Sekte seiner Wahl einzusetzen.
In der Homöopathie gelten des weiteren *Causticum, Robinia, Selenium, Sulfur* und vor allem *Thuja* als „fanatische" Mittel.

Vine

Die Grausamkeit von Vine findet sich bei *Abrotanum, Anacardium* und *Hepar sulfuris* wieder. *Kalium phosphoricum* paßt auf Menschen, die aufgrund ihres Auftretens an militärische Berufe denken lassen (Feldwebel, Generalswitwe). Machthunger und diktatorische Neigungen hat auch *Lycopodium*. In der Homöopathie gilt das Mittel als machtliebend. Weil ein Lycopodium-Patient aber zutiefst feige ist, unterdrückt er nur Menschen, die ihm untergeben sind, vor allem die Mitglieder seiner Familie. Da er sich nach außen sehr liebenswürdig geben kann, erfährt der Therapeut meist erst über seine Opfer von der häuslichen Unterdrückung und Kontrolle.

Auch *Chelidonium* will dominieren, hat aber im Gegensatz zu *Lycopodium* eine mutige Persönlichkeitsstruktur. Es will seine Meinung den Betreffenden geradezu aufzwingen. *Dulcamara* ist dominierend und herrschsüchtig, es versucht, andere mit seinem Willen zu beherrschen und gesteht ihnen keinerlei Entscheidungsfreiheit zu.

Ein langdauernder Vine-Zustand wird von Bach-Therapeuten als Mitursache der Krebsgenese und anderer autoaggressiver Erkrankungen angesehen. Gerade in diesem Zusammenhang ist es aufschlußreich, zu wissen, daß *Abrotanum*, dessen Charakterzug die Grausamkeit ist, in der Homöopathie zugleich auch als Hauptmittel bei Metastasen zum Einsatz kommt. Die Homöopathie versteht allerdings unter „Metastasen" etwas anderes als die konventionelle Medizin. Letztere definiert damit die Verschleppung einer bösartigen Geschwulst an eine entfernte Stelle im Organismus. Die Homöopathie übernimmt zwar den Vorgang der Verschleppung und Manifestierung von Krankheitsformen in fernere Körperstellen, beschränkt diesen jedoch nicht auf den bösartigen, karzinomatösen Charakter.

Vine besitzt als „heftiges" Mittel eine starke Ausstrahlung. Der unter einem tyrannischen Chef leidende Angestellte nimmt zunächst selbst dieses Mittel ein und trägt im Büro stets ein Fläschchen Vine mit sich. Mit großer Wahrscheinlichkeit wird sein Vorgesetzter nach einiger Zeit nicht mehr so beherrschend sein, da sich ihm die Schwingungsenergie seines eigenen Mittels – wie über den Äther – mitteilt.

Ähnlich Holly erweist sich Vine als Mittel enormer Kraft und sollte daher bei allen heftigen Beschwerden, die den Betroffenen außer Kontrolle bringen und Zuschauer erschrecken, eingesetzt werden, z. B. bei Anfallsleiden. Hierzu finden sich in der Homöopathie bsplw.: *Belladonna, Bufo, Hyoscyamus* oder *Tarantula*. Dem Homöopathen gelten *Stramonium, Belladonna* und *Hyoscyamus* – und zwar in dieser Reihenfolge – als gewalttätige Mittel. Alle drei werden besonders gefährlich, wenn sie in Ausnahme- und Extremsituationen geraten. Dann haben sie das Bedürfnis des Zuschlagens.

Walnut

Wie Walnut zögert das homöopathische Mittel *Nux vomica* vor dem letzten Schritt, um ein fest geplantes Vorhaben zu beginnen. *Graphites* fällt nicht nur dieser entscheidende Schritt schwer, es wirkt selbst bei banalen Alltagsentscheidungen wie blockiert und weiß nicht recht, was es tun soll. *Pulsatilla* zeigt sich stets willfährig, das zu fühlen und zu machen, was ein anderer Mensch ihm vordenkt. Dabei läßt es sich von den Plänen und Ideen Dritter regelrecht anstecken und ist somit der Idealtypus des Mitläufers.
Calcium carbonicum kann man in ähnlicher Weise beeinflussen, doch sehr im emotionalen Bereich. Wenn wir ihm zu Herzen gehende Geschichten erzählen, leidet es bereits beim Zuhören mit.

Water Violet

Der Wunsch nach Ungestörtheit, den Water Violet empfindet, ist bei *Bryonia* und *Gelsemium* vertreten. Unter den Gemütssymptomen findet sich der Hinweis, daß *Bryonia* zu Geiz neigt. Das ähnelt in gewisser Weise dem Bild von Water Violet, das ja in seiner Abgrenzung von den Mitmenschen auch eine Art „seelischen Geizes" zeigt. Zumindest hat es zeitweise das Gefühl dafür verloren, daß zwischen Menschen ein lebendiger Austausch bestehen sollte. Es sieht sich als alleinigen Geber, der sich auch durch andere Menschen gestört und überfordert sieht. Dabei geht ihm der Aspekt verloren, daß bei einem Austausch auch der Geber bereichert werden kann.

Wie Water Violet löst auch *Natrium muriaticum* seine Probleme alleine. *Arsenicum* dagegen will hoch hinaus und ist ein „Einzelkämpfer", es steckt sich die höchsten Ziele und erreicht sie auch, indem es Schwierigkeiten überwindet. Dieser Menschentypus erinnert an das Bild eines einsamen Gipfelstürmers.

Die Beschreibung, die VITHOULKAS vom chronischen *Aethusa*-Zustand gibt, ähnelt der von Water Violet. Bei diesen Patienten ist das Gefühl, im Abseits zu stehen, stark ausgeprägt. Es fällt ihnen schwer, ihre Gefühle zu zeigen und auszudrücken. Die Gefühle dieser Menschen sind intentsiv und lebhaft, viel zu stark, um sie den Mitmenschen mitteilen zu können. Deshalb lebt *Aethusa* seine Emotionen in seiner Innenwelt aus, es genießt sein Alleinsein und genügt sich selbst.

White Chestnut

White Chestnut wird ebenso wie *Ambra* von seinen eigenen Gedanken gequält. *Ambra* leidet darunter, daß seine negativen und sorgenvollen Gedanken nicht von alleine vergehen. Gedanken über Berufsleben, Familienangelegenheiten und persönliche Sorgen halten es vom Schlaf ab. DORCSI hält *Ambra* bei solchen Beschwerden nur in der Potenz D 3 für wirksam.
Argentum nitricum-Kranke neigen zu immer wiederkehrenden, fixen Ideen, die sie nicht mehr aus dem Kopf bringen können.

Wild Oat

Wild Oat schmiedet viele Pläne wie *Coffea* und *Sulfur*. Es ist unbeständig wie *Ignatia*. Vielleicht ergeht es ihm auch wie *Chamomilla*, das nicht weiß, was es will und mal dies und mal das verlangt.

Wild Oat und *Chamomilla* haben noch einen Charakterzug gemeinsam: Wenn man versucht, diese Menschen definitiv auf etwas festzulegen, können sie rasch in Wut geraten und wirklich unbeherrscht reagieren.

Tuberculinum will sich ebenfalls nicht festlegen und schwelgt in immer neuen Ideen und Plänen.

Ebenso kann das homöopathische Mittel *Stannum* Züge von Wild Oat haben. Es beginnt mit einer Arbeit, läßt sich dann ablenken, um sie dann wegen einer anderen liegen zu lassen. So kommt *Stannum* nur schwer dazu, das zu erledigen, was an Alltagsarbeit ansteht. Ganz ähnlich verfährt auch *Kalium carbonicum*, es ist ablenkbar und unzuverlässig, da es sich zuviele verschiedene Sachen vornimmt.

Meines Erachtens ist weiterhin die Ähnlichkeit mit *Sulfur* sehr groß. Sulfur hat hochfliegende Pläne, es überschätzt seine eigenen Fähigkeiten und bringt seine Arbeiten oder Angelegenheiten schlampig oder nur halb zu Ende. Statt sich zu beschränken, arbeitet es an fünf und mehr Projekten gleichzeitig. Die Folge ist natürlich, daß es schließlich keine einzige Arbeit abgeschlossen hat.

Das Mittel *Kalium carbonicum* nimmt sich seiner Tagesaufgaben nur vorübergehend an, um nach wenigen Handgriffen wieder etwas Neues anzufangen. So hat es am Ende eines Tages viel getan und nichts zu Ende gebracht.

Wild Rose

Die Resignation von Wild Rose, der oft eine große Erschöpfung vorausgeht, kann ergänzend mit *Acidum phosphoricum, Acidum picrinicum, Acidum muriaticum, Agnus castus, Arsenicum* und

China behandelt werden. Bei der Erforschung der Ursachen dieses Zustandes kann es wertvoll sein, nach Blut- und Säfteverlust zu fragen, um dann das entsprechende Mittel zu wählen.

Schwäche mit emotionaler Gleichgültigkeit findet sich bei *Carbo vegetabilis*. Der Patient gleitet in die Apathie und Resignation hinein, es ist ihm gleichgültig, ob er lebt oder stirbt.
Stannum fürchtet den Tod nicht und will aufgeben, da es aufgrund seiner Schwäche ganz verzweifelt ist.
Acidum nitricum glaubt an nichts Positives mehr, es will aufgeben und läßt sich enttäuscht und erschöpft treiben. Wie Wild Rose können wir auch *Calcium phosphoricum* und *Ignatia* tief aufseufzen hören.

In der Volksheilkunde Sibiriens wurde jahrhundertelang eine Essenz aus Heckenrosenblüten zur Verbesserung der Herztätigkeit verwendet. Ein Tee aus dieser Pflanze war sehr beliebt, da er die Menschen in „fröhliche Laune" brachte (S. A. LUKINA) Diese überraschende Ähnlichkeit der Heilanwendung bestätigt, wie treffend BACH den Charakter einer Pflanze erfaßt hat.

Willow

Willow ergeht es wie einigen der Bach-Mittel: Zuviele Homöopathika kommen in die engere Auswahl. Vielleicht das beleidigte *Capsicum, Lachesis* oder *Lycopodium*, das keinen Widerspruch verträgt, oder auch *Psorinum*, das glaubt, es werde nicht mehr gesund. *Natrium muriaticum* vergißt nie, was ihm einmal angetan wurde. Es läßt das die anderen auch in Form von bestrafenden Äußerungen spüren. Nur wissen meist die Betroffenen nicht mehr, womit sie sich diesen Unmut zugezogen haben.

Ignatia zieht sich nach einer Enttäuschung verletzt zurück, es kann dann böse und verletzend reagieren und völlig unzufrieden mit seinem Umfeld und den Mitmenschen werden.

Acidum nitricum beschwert sich immer über irgendetwas, da es chronisch unzufrieden ist. Oft sammelt es einen inneren Groll an, aus dem heraus ihm das Verzeihen- und Vergessenkönnen unmöglich wird. Das hindert es jedoch nicht daran, nach außen so zu tun, als ob alles vergeben sei.

Der *Magnesium muriaticum*-Patient wirkt verdrießlich, unzufrieden und verbittert, was wahrscheinlich von seiner emotionalen Überempfindlichkeit herrührt.

Große Ähnlichkeit besteht auch mit *Lilium tigrinum*. Dieses Mittel fühlt sich für alles verantwortlich und hält sich für den Nabel der Welt. Für Dinge, die ihm selbst mißlungen sind, macht es dagegen seine Mitmenschen verantwortlich. Wenn es seine eigenen Vorstellungen z. B. hinsichtlich der Berufswahl nicht verwirklichen konnte, versinkt es in tiefen Groll.

Lilium tigrinum-Persönlichkeiten haben meist schlechte Laune und können ihrer Umwelt das Leben verleiden.

3. Bach-Blüten und ihre homöopathischen Ergänzung in der Übersicht

Bach-Blüte	Homöopathische Entsprechungen
Agrimony	Acidum hydrofluoricum, Agaricus, Arsenicum, Coffea, Crocus, Lycopodium, Magnesium muriaticum, Nux vomica, Phosphorus, Tuberculinum
Aspen	Aconitum, Arsenicum, Belladonna, Cannabis indica, Kalium carbonicum, Phosphorus, Opium, Sepia, Stramonium
Beech	Calcium phosphoricum, Hyoscyamus, Lycopodium, Natrium muriaticum, Palladium, Platinum, Sepia, Veratrum album
Centaury	Coffea, Pulsatilla
Cerato	Antimonium crudum, Graphites, Helonias, Natrium muriaticum, Pulsatilla, Thuja
Cherry Plum	Belladonna, Calcium carbonicum, Chenchris, Hyoscyamus, Lachesis, Mancinella, Pulsatilla, Stramonium Bei unterdrücktem Sexualtrieb: Bufo rana, Cantharis, Lachesis, Murex, Origanum, Phosphorus, Platinum, Staphisagria, Tarantula
Chestnut Bud	Acidum nitricum, Agaricus, Barium carbonicum, Calcium carbonicum, Cedron, China, Lachesis, Natrium muriaticum
Chicory	Arsenicum, Dulcamara, Ignatia, Lilium tigrinum, Moschus, Natrium muriaticum, Palladium, Platinum, Sepia

Bach-Blüte	Homöopathische Entsprechungen
Clematis	Asarum, Cannabis indica, Cannabis sativa, Kalium bromatum, Natrium muriaticum, Tuberculinum
Crab Apple	Arsenicum, Lycopodium, Natrium muriaticum, Staphisagria, Sulfur, Syphilinum Drainagemittel: Berberis, Carduus marianus, Chelidonium, Solidago Sykotische Mittel: Medorrhinum, Pulsatilla, Thuja
Elm	Argentum nitricum, Calcium carbonicum, Silicea
Gentian	Ambra, Chelidonium, Dulcamara, Natrium muriaticum, Psorinum, Thuja, Staphisagria
Gorse	Acidum nitricum, Aconitum, Agnus castus, Arsenicum, Calcium carbonicum, Carbo vegetabilis
Heather	Lachesis, Mercurius, Natrium muriaticum, Palladium, Pareira, Phosphorus, Stramonium, Sulfur, Syphilinum
Holly	Acidum nitricum, Hepar sulfuris, Hyoscyamus, Lachesis, Natrium muriaticum, Palladium, Stramonium, Tuberculinum
Honeysuckle	Capsicum, Carbo animalis, Cimicifuga, Phosphorus Ergänzende Mittel: Arsenicum, Aurum, Causticum, Coffea
Hornbeam	Acidum phosphoricum, Agaricus, Argentum nitricum, Phosphorus, Psorinum, Silicea
Impatiens	Chamomilla, Coffea, Lachesis, Lycopodium, Nux vomica, Tarantula

Bach-Blüte	Homöopathische Entsprechungen
Larch	Anacardium, Argentum nitricum, Aurum, Calcium carbonicum, Lycopodium, Platinum, Silicea
Mimulus	Acidum hydrofluoricum, Acidum nitricum, Arsenicum, Calcium carbonicum, Causticum, Chamomilla, Lycopodium, Phosphorus, Natrium muriaticum
Mustard	Alumina, Aurum, Cannabis indica, Cannabis sativa, Cimicifuga, Graphites, Medorrhinum, Valeriana officinalis
Oak	Aurum, Nux vomica, Plumbum, Tarantula
Olive	Abrotanum, Acidum muriaticum, Alumina, Arsenicum, Carbo vegetabilis, China, Helonias, Stannum
Pine	Arsenicum, Aurum, Helleborus, Ignatia, Kalium bromatum, Lachesis, Lilium tigrinum, Natrium muriaticum, Veratrum
Red Chestnut	Aethusa, Arsenicum, Barium carbonicum, Causticum, Dulcamara, Phosphorus, Pulsatilla, Sulfur
Rock Rose	Aconitum, Arnica, Arsenicum, Opium
Rock Water	Cannabis indica, Hyoscyamus, Lycopodium, Myrica, Pulsatilla, Sepia, Sulfur, Stramonium, Thuja
Scleranthus	Anacardium, Crocus, Kalium bichromicum, Medorrhinum, Mercurius, Natrium muriaticum, Pulsatilla, Tuberculinum
Star of Bethlehem	Acidum phosphoricum, Ignatia, Natrium muriaticum, Opium, Pulsatilla, Sepia, Staphisagria

Bach-Blüte	Homöopathische Entsprechungen
Sweet Chestnut	Arsenicum, Aurum, Calcium carbonicum, Psorinum
Vervain	Arsenicum, Causticum, Lachesis, Natrium muriaticum, Robinia, Selenium, Sulfur, Thuja
Vine	Abrotanum, Anacardium, Chelidonium, Dulcamara, Hepar sulfuris, Kalium phosphoricum, Lycopodium Anfall: Belladonna, Bufo, Hyoscyamus, Tarantula Gewalttätig: Belladonna, Hyoscyamus, Stramonium
Walnut	Calcium carbonicum, Graphites, Nux vomica, Pulsatilla
Water Violet	Aethusa, Arsenicum, Bryonia, Gelsemium, Natrium muriaticum
White Chestnut	Argentum nitricum, Ambra
Wild Oat	Chamomilla, Coffea, Ignatia, Kalium carbonicum, Sulfur, Stannum, Tuberculinum
Wild Rose	Acidum muriaticum, Acidum nitricum, Acidum phosphoricum, Acidum picrinicum, Agnus castus, Arsenicum, Calcium phosphoricum, Carbo vegetabilis, China, Ignatia, Stannum
Willow	Acidum nitricum, Capsicum, Ignatia, Lachesis, Lilium tigrinum, Lycopodium, Magnesium muriaticum, Natrium muriaticum

4. Repertorium der Bach-Blüten – Symptomenverzeichnis

Abenteuer, Suche nach	Chestnut Bud
Abgrenzung, bedacht auf	Beech, Rock Water, Water Violet
ablenkbar	Agrimony, Walnut
Abscheu vor sich selbst	Crab Apple
Abschirmung, Therapeuten für	Red Chestnut
Abseitsstehen	Water Violet
Abstillen	Red Chestnut
Abwechslung, braucht	Agrimony
ängstlich	Mimulus
ärgerlich	Chicory
– über eigene Krankheit	Oak
Aktivität, ständige	Agrimony
– verzweifelte	Wild Rose
Alarmstufe I	Rock Rose
Alkohol, benötigt	Agrimony
Alkoholiker	
– mit Minderwertigkeitskomplex	Larch
– mit Zwangsvorstellungen	Aspen
Alkohol-Kater	Crab Apple
allein	
– arbeitet grundsätzlich lieber	Water Violet
– arbeitet, weil andere zu langsam	Impatiens
– kann nicht allein sein	Agrimony, Heather
– löst Probleme allein	Water Violet
Alleinsein	
– Angst vor	Agrimony, Mimulus

– will es, um Sorgen zu entfliehen	Agrimony
– will nicht	Agrimony, Chicory, Heather, Mimulus
Allergie	Crab Apple
Alpträume	Aspen
– Panik durch	Rock Rose
alt werden, will nicht	Honeysuckle
Alternativen, zwischen	Scleranthus
Ambitionen, bekehren will	Vervain
– Besitz, nach	Chicory
– bestimmte	Walnut
– fehlen	Clematis, Gorse, Wild Rose
– unbestimmte	Wild Oat
Anämie	Beech, Wild Rose
Anerkennung, braucht	Centaury
Anfänger, spirituelle	Heather
Anfallsgeschehen	Aspen, Star of Bethlehem, Vine
angespannt	Impatiens, Rock Water, Vervain
Anspannung	Beech, Impatiens, Rock Water, Star of Bethlehem, Vervain, Vine
Angst, aus	Aspen, Cherry Plum, Mimulus, Red Chestnut, Rock Rose
– andere, um	Red Chestnut
– Angst vor der	Aspen
– Ansteckung, vor	Crab Apple
– chronische	Rock Rose
– Dunkelheit, vor	Aspen, Mimulus
– extrem	Rock Rose
– geheime	Aspen, Mimulus
– Gesundheit, um seine	Heather, Mimulus
– heimliche	Agrimony, Aspen, Mimulus
– konkrete	Mimulus

– u. Mißerfolg, in Schule u. Studium, in	Gentian
– physische, z. B. Armut, Krankheit	Agrimony, Mimulus
– religiöse	Aspen
– seelische	Aspen
– sich selbst, um sich, wenn krank	Heather, Mimulus
– Selbstkontrolle, vor Verlust der	Cherry Plum
– Tieren, vor	Aspen, Mimulus
– unbestimmte	Aspen
– unbewußte	Cherry Plum
– Ursache, bekannt,	Mimulus
– Ursache, unbekannt	Aspen
– vage	Aspen
– Verlust der Freunde, vor	Chicory, Heather, Mimulus, Olive
– Verstand zu verlieren	Cherry Plum
– versteckte	Cherry Plum
– Wahnsinn, vor	Cherry Plum
– weiß nicht wovor	Aspen
– Zukunft, vor der	Agrimony, Mimulus
annehmen, kann schwer	Pine
Anreizen, begierig nach	Heather
– Sehnsucht nach	Agrimony
Ansteckung, Angst vor	Crab Apple
Anstrengung	Olive
– Resignation, aus	Wild Rose
– Träumereien, aufgrund von	Clematis
– Überanstrengung, infolge von	Impatiens, Vervain
Antreiber, treibt zur Arbeit	Impatiens
antriebsarm	Mustard, Wild Rose
apathisch	Clematis, Mustard, Wild Rose
apathische Kinder aus Problemfamilien	Clematis

appetitlos	Mustard
Arbeit, liegt wie ein Berg vor ihm	Hornbeam
– überfordert durch gewohnte	Elm
arbeitet lieber alleine	Impatiens, Water Violet
– andere zu langsam, da „Arbeitstier"	Impatiens
	Oak
archetypische Visionen, erschreckt von	Aspen, Rock Rose
Argumentation, geistige	White Chestnut
– hat Freude an	Chicory, Vervain, Willow
– meidet	Agrimony, Centaury, Water Violet
argwöhnisch	Holly
Arroganz	Beech, Vine
Arteriosklerose	Oak, Vine
Arthritis	Oak, Rock Water, Star of Bethlehem
Aschenputtel	Centaury
asketisch	Rock Water
Asthma	Mimulus, Star of Bethlehem
Atembeklemmung	Mimulus
Aufgaben, überfordert von seinen	Elm
aufgeben, gibt nie auf	Oak
aufgewühlt	Aspen, Cherry Plum, Scleranthus
Aufmerksamkeit, braucht	Chicory, Heather
aufopfernd	Centaury, Oak, Pine, Red Chestnut
Augen, gereizt	Hornbeam
– müde	Hornbeam
– starr	Cherry Plum
– tränende	Mimulus
– weit geöffnet	Cherry Plum
Augenringe, dunkle	Gorse

ausdauernd	Oak
Ausfluß	Crab Apple
ausgelaugt	Centaury, Oak
– Gegenwart anderer, von der	Mimulus
– total	Olive
ausgeliefert, Depression, der	Mustard
Ausnahmezustand	Rock Rose
ausnutzen, läßt sich	Centaury
Ausscheidungen; Ausfluß, Räuspern, Schnupfen	Crab Apple
auszusetzen, hat etwas an anderen	Beech, Chicory, Holly, Impatiens, Willow
– sich selbst, an	Pine, Rock Water
autoritär	Vine
Baby, weint morgens grundlos	Mimulus
bedauert, alt zu werden	Honeysuckle
– Vergangenes	Honeysuckle, Pine
– verpaßte Chancen	Honeysuckle
– wehmütiges	Honeysuckle
Bedingungen, liebt nur unter	Chicory
bedrückt, Aufhebens, macht	Chicory
– Gedanken, aufgrund von	White Chestnut
– Sorgen, aufgrund eigener	Heather
– um andere	Red Chestnut
– verbirgt es	Agrimony
– Wohlergehen anderer, um	Vervain
beeinflußbar, Eifersucht, aus	Holly
– Entscheidungen anderer, durch	Cerato, Gorse
– Friedens willen, um des	Agrimony
– Interesse an der Umwelt fehlt, da	Clematis
– leicht	Centaury
– Urteil, mißtraut seinem	Cerato

– Verzögerungen u. Hindernisse, durch	Gentian
– willensschwach, da	Centaury
begierig, Besitz anderer, nach	Chicory
– Information, nach	Cerato
– Macht, nach	Chicory, Vervain, Vine
– Perfektion, nach	Crab Apple, Rock Water
– Sympathie, nach	Chicory, Heather
Behandler, zur energetischen Abschirmung	Crab Apple, Red Chestnut, Walnut
beherrscht	Oak
– wird beherrscht	Centaury, Cerato, Mimulus
Behinderte	Agrimony, Larch
Beispiel geben, möchte	Rock Water
bekehren, will andere	Vervain
beleidigt, ist leicht	Holly
bemüht sich sehr:	
– beeinflussen, andere zu	Vervain
– gefallen, anderen zu	Centaury
– Kleinigkeiten, um	Crab Apple
– Meinung anderer, um die	Cerato
– Sicherheit anderer, um die	Red Chestnut
– sich selbst, um	Heather, Rock Water
– sorgen, für andere zu	Chicory
Benommenheit, traurige	Star of Bethlehem
Beobachtung, fehlt	Chestnut Bud, Clematis, Honeysuckle, White Chestnut
Berufsentscheidung	Scleranthus, Wild Oat
Berufswechsel	Walnut
„Berufswitwe"	Honeysuckle
Bescheidenheit, falsche	Larch, Pine
Beschränkung, selbstauferlegte	Rock Water
beschuldigt, andere	Willow

– sich selbst
beschwert sich, nie
– über andere
besessen, Furcht, von
– Kleinigkeiten, von
– religiös
– Selbstkasteiung
– Verzagtheit, von
Blasenbeschwerden
blaß
– dann rot
– dunkle Augenringe
Bleistift, zerbricht Bleistift beim Schreiben
Blutdruck, hoch
– niedrig

Blutreinigung
Blutverlust, nach

Chemotherapie, nach
Chiropraktik, nach
chronisch krank u. hoffnungslos

Darmflora, vergiftet
Darmträgheit
Dauerleistungsstreß
Depression, Angst vor der
– ausgeliefert, der
– endogene
– reaktive
– schwarze Wolke, wie eine
– Ursache unbekannt
– Zweifel, durch
destruktive Bilder

Pine
Agrimony, Oak
Beech, Chicory, Holly, Willow
Cherry Plum
Crab Apple
Clematis, Vervain
Rock Water
Oak
Chicory, Rock Rose
Clematis, Wild Rose
Impatiens, Scleranthus
Gorse
Vervain

Cherry Plum, Holly, Vine
Agrimony, Centaury, Elm, Gorse, Wild Rose
Crab Apple
Olive, Wild Rose

Crab Apple
Walnut
Gorse

Olive
Beech, Chicory, Elm
Oak
Mustard, Honeysuckle
Mustard
Mustard
Gentian
Mustard
Mustard
Gentian
Cherry Plum

Diät, exzessive	Rock Water
– eingehalten, wird nicht	Agrimony
diagnostisch klärend, aktiver Typ	Holly
– passiver Typ	Wild Oat
Dialog, innerer	White Chestnut
dirigiert, andere	Vine
– Angelegenheiten anderer	Chicory, Vine, Vervain
Diskriminierte	Beech
Disziplin	Rock Water
Drogen, anfällig für	Agrimony
– Horrortrips	Aspen
– Rehabilitation	Cherry Plum, Hornbeam, Walnut
Dunkelheit, Angst vor der	Aspen, Mimulus
Durchfall	Rock Rose
durchhalten, fällt schwer	Agrimony
durchsetzen, will sich	Vine
durchzudrehen, fürchtet	Cherry Plum
Dysmenorrhoe	Rock Water
Ego, kreist um sein	Heather
egoistisch	Chicory, Heather
ehrgeizig	Vine
Ei gepellt, wie aus dem	Crab Apple
Eifersucht	Holly
eigenwillig	Rock Water
eindringlich, spricht	Heather, Vervain
Eindrücke, zuviele geistige	Hornbeam
Einmischung, dominierend	Vine
– Fragen, stellt	Cerato
– Gedanken, in	White Chestnut
– macht Getue u. kritisiert	Chicory
– Rache, aus	Holly
– sich selbst, spricht von	Heather

– treibt andere an	Impatiens
– überredet	Vervain, Vine
Einsamkeit	Sweet Chestnut, Water Violet
Einschlafstörung	White Chestnut
einseitige, geistige Arbeit	Hornbeam
Ekelgefühle	Crab Apple
elend, fühlt sich	Mustard, Olive
empfindlich, gegenüber	
– Auseinandersetzungen	Agrimony, Mimulus
– Fragen	Mimulus
– Lärm	Clematis, Mimulus
– Unterhaltung	Mimulus
Energieausstrahlung, schirmt ab gegen Energie anderer	Crab Apple, Red Chestnut, Walnut
enthusiastisch	Vervain
entmutigt	Elm, Gentian
– kleine Mißerfolge, durch	Gentian
entscheiden, kann sich nicht	Scleranthus, Wild Oat
entschuldigt sich häufig	Pine
Entsetzen	Rock Rose
entspannen, kann schwer	Impatiens, Scleranthus, Vervain, Vine, Water Violet
Entwicklung, Angst vor der eigenen	Cherry Plum
– verzögert	Chestnut Bud
Entwöhnung, Alkohol, Rauchen	Walnut
– Stillen	Red Chestnut
Erfolg, glaubt nicht an	Larch
Erfolgszwang	Vine
erfüllt von, Einzelheiten	Crab Apple
– Enthusiasmus	Vervain
– Erinnerungen	Honeysuckle
– Gedanken	Clematis, White Chestnut

– sich selbst	Heather
Erinnerung, lebt in der	Honeysuckle
Erkältung, drohende	Crab Apple
ermüdbar, leicht	Centaury
ermüdend	Heather, Honeysuckle, Vervain, Wild Rose
Erschlaffung	Hornbeam
Erschöpfung, aufgrund von,	
– Anspannung	Vervain
– Anstrengung	Vervain
– Apathie	Wild Rose
– chronische	Oak
– geistige	Hornbeam
– innere	Elm
– körperlich u. geistig	Olive
– totale	Olive
– Vitalität, aus Mangel an	Clematis
– Willensschwäche	Centaury
Erschütterung, innere	Rescue Remedy
Erstarrung	Oak, Vine
Erste Hilfe	Rescue Remedy
erwartet, Ängste	Aspen
– Unannehmlichkeiten f. andere	Red Chestnut
Erwartungsangst	Larch
Erwartungshaltung, bei Potenzstörung	Larch
Essen, exzessives	Agrimony, Wild Oat
ewiger Jüngling	Wild Oat
Examensangst	Larch, Mimulus
Examensdepression	Cherry Plum
Extremitäten, kalte	Clematis
fähig	Impatiens, Vine, Water Violet
– macht aber Getue	Chicory
Familienkreis, fühlt sich nur wohl im	Chicory

fanatisch	Rock Water, Vervain
Fastenkur, unterstützt die	Crab Apple
fatalistisch	Wild Rose
Fehler, bereut seine	Honeysuckle
– macht stets den gleichen	Chestnut Bud
Fehlernährung, Erschöpfung aufgrund von	Olive
Fehlgeburt, nach	Wild Rose
fehlgeleitet, anderen, von	Centaury, Cerato
– gelegentlich	Walnut
Fehlschläge, erwartet	Larch
Feiertage, Familie muß an Feiertagen zu Hause sein	Chicory
feige Kinder	Larch
Feigling, fühlt sich als	Pine
fernsehmüde	Hornbeam
festhaltende Beschwerden	Chicory
feststehende Ansichten	Beech, Rock Water, Vervain, Vine
Fingerknacken	Impatiens
fixe Ideen	Beech, Rock Water, Vervain, Vine
flexibel, ist nicht	Oak, Vine
Flugpersonal	Agrimony, Scleranthus
fordert, ohne zu geben	Willow
Fragen, zwanghaftes	Cherry Plum
fragt ständig, was er tun soll	Cerato
Fremder, fühlt sich als ein	Mimulus
Freßsucht, heimliche	Agrimony
Frieden, tut alles um des Friedens willen	Agrimony
fröhlich, immer	Agrimony
Fuchtel, steht unter der	Centaury
fügsam	Centaury
Furcht, Dunkelheit, vor	Aspen, Mimulus
– extreme	Rock Rose

– Kälte, Feuchtigkeit, vor	Mimulus
– kennt keine	Clematis, Red Chestnut (für sich selbst)
– Krebs, vor	Clematis, Mimulus
– Tod, vor dem	Aspen, Mimulus, Rock Rose
Gallensteinaustreibung	Crab Apple
Gangart, polternde	Vervain
Geburtsschock	Star of Bethlehem, Walnut
Gedächtnisschwäche, Einzelheiten, für	Clematis
Gedanken, beständige, quälende	White Chestnut
– fassen, möchte alles gedanklich	Gentian
– gedankenverloren	Clematis
– Gedankenkarussell	White Chestnut
– Rache, an	Holly
– schreckliche	Cherry Plum
– Vergangenheit, an die	Honeysuckle
– voller Gedanken	Clematis
– Zukunft, an die	Clematis
geduldig, Desinteresse, aus	Clematis
– Mut, aus	Agrimony
– Resignation, aus	Wild Rose
Geduldsfaden reißt	Impatiens
Gehörknöchelchen, verknöcherte	Oak, Vine
geistesabwesend	Clematis
geistig, blockiert	Hornbeam
– erschöpft	Hornbeam
gekränkt, fühlt sich	Holly
Gelenke, versteift	Oak, Vine, Water Violet
Genesung, hofft nicht auf	Gorse
– zweifelt an seiner	Gentian
Genesungswille, schwach	Centaury

– Selbsterhaltungstrieb fehlt	Clematis, Wild Rose
gequält, Ängsten, von	Aspen, Rock Rose
– Angst die Kontrolle zu verlieren, von der	Cherry Plum
– Eifersucht, von Gedanken der	Holly
– Gedanken, von beständigen	White Chestnut
– Schmerz und Pein, von	Sweet Chestnut
– Sorgen, von verborgenen	Agrimony
gereizt	Impatiens
Geschenk annehmen, will kein	Pine
geschwätzig	Cerato, Chicory, Heather, Honeysuckle, Vervain
– gelegentlich	Cherry Plum, Mimulus, Rock Rose
Gesellschaft, Abneigung gegen	Impatiens, Mimulus, Water Violet
– braucht Gesellschaft	Agrimony
– macht müde	Mimulus
– Verlangen nach	Agrimony, Chicory, Heather
Gesellschaftslöwe	Agrimony
Gespenstern, Angst vor	Aspen
Gesten, heftige	Vine
– nervöse	Agrimony, Impatiens, Scleranthus
– ruckartige	Scleranthus
getröstet werden, will nicht	Star of Bethlehem
Getue, macht	Chicory, Cerato, Crab Apple
gewalttätig	Vine
– Impulse, gewalttätige	Cherry Plum
Gewohnheiten, alte	Walnut
gibt, um zu bekommen	Chicory
glauben, möchte glauben können	Gentian
– verloren, hat den Glauben	Gentian, Gorse
Gleichgewicht, ist im	Water Violet
– Gleichgewichtsstörungen	Scleranthus

– verloren, hat sein **Glück,** will andere zum Glück zwingen	Scleranthus Vervain
grausam	Vine
grenzt sich ab	Beech, Water Violet
Groll	Willow
Handschweiß	Mimulus
hart	Beech, Rock Water, Vine
Hasenfuß	Mimulus
Haß	Holly
– Eifersucht, aus	Holly
– Groll, aus	Willow
Hautausschlag	Agrimony, Crab Apple
– nervöser	Impatiens
Hautirritationen	Agrimony
– nervöse	Agrimony
heftige Reaktionen	Holly, Vine
Heilanstalt, Angst vor der	Cherry, Plum
Heimweh	Honeysuckle, Clematis
Heißhunger	Impatiens, Scleranthus
heiter	Agrimony
heraus, hält sich persönlich	Rock Water, Water Violet
Herpes	Crab Apple, Impatiens
herrschsüchtig	Chicory, Heather, Vervain, Vine
Herzrhythmusstörungen	Star of Bethlehem
hilfsbereit	Centaury, Oak
Hitzewallungen	Impatiens
Hitzschlag	Rock Rose
Hochmut	Beech
– geistiger	Rock Water
Hochpotenz, festigt Wirkung der	Walnut
Höchstforderungen, stellt an sich	Oak, Pine

hörig	Centaury
Hörstörung	Clematis, Star of Bethlehem
hoffnungslos	Gorse, Rock Rose
– extrem	Sweet Chestnut
Hoffnungslosigkeit, lähmende	Wild Rose
Horrortrip	Aspen
Husten, chronischer	Crab Apple
Hypertonie	Cherry Plum, Holly, Vine
Hypoglykämie	Star of Bethlehem
Hypotonie	Centaury, Elm, Gorse, Wild Rose
Hysterie	Chicory
– hysterische Symptome	Chicory, Star of Bethlehem
Ichschwäche	Aspen, Centaury, Larch, Star of Bethlehem
Idealismus, hohe Ideale	Beech, Impatiens, Rock Water, Vervain
– sich selbst, für sich	Rock Water
– überenthusiastisch	Vervain
unpraktisch	Clematis
– Verwirklichung fehlt	Wild Oat
idealistisch	Clematis, Rock Water, Vervain
identifiziert, sich mit anderen	Red Chestnut
Impotenz, Erwartungsangst, durch	Larch
Impulse, Angst vor unkontrollierten Impulsen	Cherry Plum
impulsiv	Impatiens
– überenthusiastisch	Vervain
indifferent	Clematis
Infektion, Angst vor	Crab Apple
– drohende	Clematis
Initiative, fehlt	Impatiens, Mustard, Wild Rose
Innenohrstörung	Scleranthus

inspirieren, will andere Interesse fehlt:	Vervain Clematis, Mustard, Wild Rose
– Erinnerungen versunken, da	Honeysuckle
– Erschöpfung, aufgrund von	Olive
– Gedanken, aufgrund sorgenvoller	White Chestnut
– Gedanken voraus, da in	Chestnut Bud
– Gegenwart, an der	Clematis
– Hoffnung, da ohne	Gorse
– Resignation, aufgrund von	Wild Rose
– Schwermut, aufgrund von	Mustard
– selbst, in Anspruch genommen von sich	Heather
– Träumereien, aufgrund von	Clematis
– Verbitterung, durch	Willow
– zuviel Interesse	Vervain
Internatskinder	Honeysuckle
Intoleranz	Beech, Impatiens, Rock Water, Vervain, Water Violet
– anmaßend	Vervain, Vine
– Beschränkung, von	Impatiens, Rock Water
Intuition, fehlt	Cerato
irritierbar, leicht	Centaury
Isolation, leidet unter	Holly
isoliert sich	Beech, Water Violet
Juckreiz	Impatiens
jung, will ewig jung bleiben	Honeysuckle
Junggeselle, ewiger	Wild Oat
Kämpfernatur	Oak
kalte Extremitäten	Clematis
Kapitulation	Wild Rose
Katergefühl	Crab Apple
„keiner liebt mich"	Chicory
Kinderlosigkeit	Clematis
klagt, andere, über	Beech, Chicory, Holly, Willow

klagt nicht, Desinteresse, aus	Clematis
– Mut, aus	Agrimony
– Resignation, aus	Wild Rose
klagt, nie	Agrimony, Oak
klebt, Mutters Rockzipfel, an	Larch
Kleinigkeiten, irritiert von	Crab Apple
– kritisiert Kleinigkeiten	Beech
– überbewertet Kleinigkeiten	Beech, Crab Apple
kleinlich	Beech
kleinmütig	Gentian, Larch
Körpergefühl, schlecht	Clematis
– stößt sich oft an	Clematis
Kollagenosen	Star of Bethlehem
kontrolliert, die Familie	Chicory
Konventionen, bricht mit alten	Walnut
– liebt	Centaury, Cerato, Willow
Konzentration, fehlt	Clematis, White Chestnut
– Gedanken, ablenkende	White Chestnut
– mißtraut sich selbst	Cerato
– sprunghaft	Scleranthus
– Tagträume, durch	Clematis
– übermäßige	Vervain
– unentschlossen	Scleranthus
– vorübergehend, fehlt	Elm
Kopf, klar, macht den	Hornbeam
– kopflastig	Hornbeam
– leer, wie	Clematis
– schlägt den Kopf an die Wand	Cherry Plum
– Schmerz, Stirne	White Chestnut
– zu voll	Hornbeam
korrigieren, wünscht zu	Chicory
Kosmetik, schlaffe Haut	Honeysuckle
Kraft, überschätzt seine	Oak, Olive
Krampfadern	Hornbeam

Krampfschmerz, plötzlicher	Impatiens
krank, Kleinigkeiten, an	Chicory
– Streß, durch	Mimulus
Krankenlager, längeres	Hornbeam
Krankenschwester, Mittel der	Red Chestnut
Krankheit:	
– Angst vor	Mimulus
– beherrschen, um andere zu	Chicory
– beruft sich auf seine, um Sympathie zu bekommen	Chicory, Heather
– Erfahrung zu entgehen, um der	Clematis
– Groll, aufgrund von	Willow
– langer, schwerer, nach	Olive
– Mangel an Selbstvertrauen, aus	Larch
– plötzliche	Rescue Remedy, Rock Rose
– schiebt Krankheit vor	Larch
– simuliert	Chicory, Heather, Willow
– übertreibt	Chicory, Heather
Krebs, Endstadium	Holly
– Genese	Holly, Willow
Kritik, macht wütend	Impatiens
Kritiksucht	Beech
kritisiert andere	Beech, Chicory
– sich selbst	Crab Apple, Pine, Rock Water
küßt nur nach dem Zähneputzen	Crab Apple
Kummer	Star of Bethlehem
Kurzschlußhandlung, Angst vor	Cherry Plum
labil	Scleranthus
Lachen, nervöses	Mimulus
lächeln, immer nur	Agrimony
Lärm, veträgt keinen	Mimulus

Lampenfieber	Mimulus
langsam, alles geht zu	Impatiens
– bewegt sich langsam	Mustard
– lernt langsam	Chestnut Bud
– interesselos, da	Clematis
– unentschlossen, da	Scleranthus
Laster, heimliche	Agrimony
Laune, schlechte	Willow
Leben, geht zu Ende	Walnut
– keine Freude am	Olive
– Interesse verloren, am	Clematis
– Plackerei, ist eine	Centaury
– verzweifelt am	Rescue Remedy, Rock Rose
Lebenskraft, geschwächt	Olive, Wild Rose
leichtgläubig	Cerato
leidenschaftlich	Vervain
leidet	Sweet Chestnut
leise Stimme	Mustard
Lernblockade	Chestnut Bud
lernt langsam	Chestnut Bud
Lesen, nach zu vielem	Hornbeam
Licht, verträgt kein grelles	Mimulus
loslassen, will nicht	Chicory
Lymphstauung	Chicory, Star of Bethlehem
Machthunger	Vine
Märtyrer, Gesundheit, für die	Heather
– Groll, aus	Willow
– Ideale, für die eigenen	Rock Water
– macht sich selbst zum	Centaury, Rock Water
– Sache, für eine	Vervain
– Selbstmitleid, aus	Chicory
Magen- und Darmstörung	Beech
Magengeschwür	Chestnut Bud
Magersucht	Rock Water, Vine
Magie und Mystik, fasziniert	Aspen

– Hang zu manipuliert	Star of Bethlehem
Maske, lächelnde	Chicory
masochistisch	Agrimony
Massenpsychose	Pine, Rock Water
Masseure, Mittel der	Cerato
Materialismus	Red Chestnut
– geistiger	Agrimony, Willow
medial	Rock Water
Meditation, exzessive	Centaury
Meinung, ändert stets seine	Elm
– anderer wird überbewertet	Cerato
Melancholie	Cerato
– Ursache unbekannt	Gentian, Gorse
Menopause, Umstellung zur	Mustard
Menstruation, spastische	Walnut
– starke	Rock Water, Willow
– verzögerte	Star of Bethlehem
Miesmacher	Chicory
militärisch	Willow
Mimik, ausgeprägte	Vine
Minderwertigkeitskomplex	Vervain
Mißbildung, Kummer wegen	Larch
Mißerfolg, erwartet	Agrimony
– Gefühl von	Larch
Mißhandlung, Angst vor	Elm
– Kinder, mißhandelte	Aspen
missionarisch	Aspen
mißtrauisch	Vervain
– gegen sich selbst	Holly
Mißverständnisse, häufige	Cerato
Mitgefühl, Mangel an	Holly
– wünscht	Beech, Vine
mitmischen, will überall	Chicory, Heather
Mitteilungsbedürfnis	Chicory
Mittelpunkt sein, will im	Heather
	Chicory, Heather

Mode, macht jede Mode mit	Cerato
Müdigkeit	Centaury, Hornbeam, Olive, Wild Rose
– geistige	Hornbeam
– morgens	Hornbeam
Multiple Sklerose	Holly
Mund, kann den Mund nicht halten	Heather, Vervain
Muskeltonus	Rock Water, Vervain, Vine
Musterhausfrau	Crab Apple
mutlos, aufgrund von Mißerfolg	Gentian
„**Muttertier**"	Chicory
Nachsicht, kennt keine	Beech, Vine
nachtragend	Willow
Nacken, gebeugt	Centaury, Pine
Nägelbeißen	Agrimony, Pine
Narzißmus	Heather
– negativer	Pine
Naselaufen	Crab Apple, Mimulus
Naturkatastrophe, Angst vor	Cherry Plum, Rock Rose
Nebennieren, erkrankt	Rock Rose
– schwach	Rock Rose
„**needy,** child"	Heather
– „mother"	Chicory
negativ, programmiert sich	Larch
– sieht alles	Beech, Willow
Neid	Holly
nein sagen, kann nicht	Centaury
Nervenanspannung, extrem	Cherry Plum
Nervenzusammenbruch	Cherry Plum, Oak, Scleranthus, Vervain
– vor dem	Cherry Plum
nervöse, Bewegungen	Agrimony, Impatiens, Scleranthus, White Chestnut

– Erregung	Agrimony, Chicory, Impatiens, Mimulus, Oak
– Hautirritationen	Agrimony
Nervosität	Mimulus
Neubeginn	Walnut
„nie geliebt", als sei man	Chicory
Nierensteinaustreibung	Crab Apple
Nörgler	Willow
Nostalgie	Honeysuckle
Notfälle	Rescue Remedy, Rock Rose
Notsituationen, Überblick in	Vine, Water Violet
nutzlos, fühlt sich	Larch
oberflächlich	Agrimony
Ohnmacht, fällt in	Aspen
– Neigung zur	Clematis
Okkultes, fasziniert	Aspen
Operationsvorbereitung	Rescue Remedy
Opfer des Schicksals	Willow
opfert sich auf	Centaury, Oak, Pine, Red Chestnut
Panik	Rock Rose
Parästhesien	Star of Bethlehem
paranoide Vorstellungen	Aspen
Parkinson'sche Erkrankung	Cherry Plum
passiv, total	Wild Rose
pedantisch	Beech, Pine
– sauber	Crab Apple
perfektionistisch	Beech, Rock Water
Periode, spastisch	Rock Water, Willow
– starke	Star of Bethlehem
– verzögerte	Chicory
Periodizität	Chestnut Bud
Persönlichkeit, unterentwikkelt	Centaury

Pessimist	Gentian, Willow
pflichtbewußt	Oak
Phantasiewelt, lebt in der	Clematis
plagt sich ab	Oak
plötzlicher Krampfschmerz	Impatiens
Potenzstörung, mit Erwartungsangst	Larch
probiert vieles aus	Wild Oat
Prügelknabe	Centaury, Pine
Psoriasis	Crab Apple
Psychosomatik, therapieresistente	Star of Bethlehem
Psychotherapie, vergebliche	Gentian
Pubertät, erleichtert die	Agrimony, Walnut
– Depression	Cherry Plum
Publikum, braucht	Chicory, Heather
Pulverfaß, wie auf einem	Cherry Plum
Putzfimmel	Crab Apple
quengelnde Kinder	Impatiens
Rache	Holly
– stille	Willow
rachsüchtig	Holly
Raserei	Cherry Plum
Ratschläge, beeinflußt von Ratschlägen	Centaury, Cerato, Walnut
– folgt Ratschlägen	Centaury, Cerato
– sucht	Cerato
Raucherentwöhnung	Walnut
reagiert, blitzschnell	Impatiens
– heftig	Holly
recht, hat immer	Vine
reden, ständiges	Heather
Reiniger	Crab Apple
reinigt und erfrischt	Crab Apple

Reisekrankheit	Scleranthus
reizbar	Beech, Chicory, Holly, Impatiens, Willow
Rentenalter, Eintritt ins Reserven, aufgebraucht	Honeysuckle, Walnut Olive
reserviert	Water Violet
Resignation	Gorse
– total	Wild Rose
– unmittelbar vor der	Sweet Chestnut
retardierte Entwicklung	Chestnut Bud
Retentionen	Chicory
Reue, erleichtert die	Honeysuckle
Rheuma	Holly, Vine, Willow
richtet andere	Beech
Riechsalz, psychologisches	Elm
Röntgenblick	Beech
romantisch	Clematis
rot, dann blaß	Impatiens, Scleranthus
– wird leicht rot	Mimulus
Routine, ermüdet	Hornbeam
Rücken, gebeugt	Centaury, Pine
Rückfall, entmutigt	Gentian
Rückschläge, Angst vor Rückschlägen	Mimulus
– entmutigt durch	Gentian
– fügt sich in	Gorse
– macht trotzdem weiter	Oak
– Therapie, in der	Gentian
rücksichtslos	Vine
ruhelos, auch nachts	Agrimony
ruhig	Aspen, Centaury, Scleranthus, Water Violet
– schüchtern	Mimulus
– verträumt	Clematis

sanft	Centaury
– und stur	Centaury, Vine
Sauerstoffgehalt im Blut vermindert	Olive
Seelenqual	Sweet Chestnut
Seelenschmerz	Mustard
Sehstörung	Clematis
Sektenmitglieder	Centaury, Cerato
Selbstbestätigung, braucht	Centaury, Chicory
Selbstbestrafung	Pine
Selbstbewußtsein, fehlt	Larch
selbstbezogen	Heather
Selbstdarstellung, Bedürfnis nach	Heather
Selbstdisziplin	Rock Water
selbstgefällig	Rock Water
Selbstgespräch	White Chestnut
Selbstmitleid	Chicory, Heather, Willow
Selbstmordgefahr	Agrimony, Aspen, Cherry Plum, Clematis, Mimulus, Rock Rose
selbstsicher	Impatiens, Heather, Vine, Water Violet
Selbstverleugnung	Centaury, Rock Water
Selbstvertrauen, fehlt	Larch
– hat Selbstvertrauen	Vervain, Vine, Water Violet
– Mangel an, aus Furcht	Mimulus
Selbstvorwürfe	Pine
selbstzentriert	Chicory, Heather, Willow
Sendungsbewußtsein	Vervain
sensibel	Mimulus, Rock Rose
servil	Centaury
seufzt	Mustard, Wild Rose
Sexualität, Probleme durch unterdrückte	Cherry Plum
sexuelle Exzesse	Wild Rose

simuliert	Chicory, Heather, Willow
Skeptiker	Gentian
Solarplexus, verkrampft	Crab Apple
– steinhart und schmerzhaft	Rock Rose
Sonnenstich	Rock Rose
Sorgen, macht sich stets	Gentian
– andere, um	Red Chestnut
Spätentwickler	Chestnut Bud
Spannung, extreme	Cherry Plum
– innere	Beech
– starke	Vervain, Vine
Spannungsgefühl, im Hals	Mimulus, Star of Bethlehem
Spannungsschmerz	Vervain
– plötzlicher	Impatiens
Spasmen	Rock Water
spiegelt sich in der Umwelt	Heather
Spielverderber	Willow
spricht, egal mit wem	Heather
– Schlaf, im	Aspen
sprunghaft	Scleranthus
Suchtentwöhnung	Walnut
Suchtveranlagung	Agrimony
Suizidgefahr	Agrimony, Aspen, Cherry Plum, Clematis, Mimulus, Rock Rose
Sündenbock	Pine
sündig, fühlt sich	Pine
Superhausfrau	Crab Apple
Supermutter	Chicory
schadenfroh	Holly
Scham	Agrimony
Scheidungsdepression	Larch, Star of Bethlehem, Walnut
Scheidungswaisen	Gentian
Scheuklappen, geistige	Rock Water

Schichtarbeit	Agrimony, Scleranthus
– Schlafstörung durch	Agrimony, Scleranthus
Schilddrüsenüberfunktion	Impatiens, Star of Bethlehem
schizoid, nach exzessiver Meditation	Elm
Schläfrigkeit, beständige	Clematis
– träumerisch	Clematis, Honeysuckle
Schlaf, erschöpfter	Olive
– spricht im	Aspen
Schlafbedürfnis, starkes	Clematis, Olive
schlafen, Kind will nicht im Dunkeln	Aspen, Mimulus
Schlafentzug, verträgt keinen	Mimulus
Schlafrhythmus, unregelmäßig	Agrimony, Scleranthus
Schlafstörung	Mustard
– Gedanken, durch	White Chestnut
– Sorgen, durch	Agrimony
Schlafwandler	Aspen
Schlafzimmerblick	Clematis
Schlangen, Angst vor	Aspen, Mimulus
schlechte Laune	Willow
Schlimmste, befürchtet stets das	Red Chestnut
Schluckbeschwerden, nervöse	Elm, Mimulus, Star of Bethlehem
schnell, alles soll schnell gehen	Impatiens
– reagiert schnell	Impatiens, Vervain
Schnupfen, chronisch	Crab Apple
Schock, akut	Rock Rose
– chronisch	Star of Bethlehem
schont sich	Mimulus
Schreibfehler, stets dieselben	Chestnut Bud
schüchtern	Mimulus
schuld, andere sind	Willow
– Numinoses, ist schuld	Aspen

Schuldgefühl	Pine
schuldlos angeklagt	Pine, Star of Bethlehem
schwach, zeigt sich nie	Oak
Schwäche, erschöpfte	Olive
– Stärke, zweifelt an seiner	Hornbeam
– willensschwach	Centaury
Schwächung der Lebenskraft	Wild Rose
Schwangerschaft, Umstellung zur	Walnut
Schwangerschaftserbrechen	Scleranthus
Schwebens, Gefühl des	Clematis
Schwermut	Mustard, Wild Rose
starr, Augen offen und	Cherry Plum
Starrheit, geistige	Beech, Rock Water, Vervain, Vine
– mentale	Chicory, Heather, Red Chestnut, White Chestnut
Statik, unsichere	Star of Bethlehem
Stauung, Unterleib, Beine	Chicory
Steifheit	Water Violet, Rock Water, Vine
Steinaustreibung	Crab Apple
Sterbebett, hilft auf dem	Honeysuckle
sterben, würde gern	Clematis
stille Trauer	Star of Bethlehem
Stillphase, unharmonisch	Agrimony
stillt ungern	Crab Apple
Stimme, gedämpft, benommen	Star of Bethlehem
– leise	Mustard
– monoton, matt	Wild Rose
Stimmung, fröhliche	Agrimony
– überzogene	Agrimony
– wechselnde	Scleranthus
Stimmungskanone	Agrimony
Stimmungsschwankungen	Scleranthus

Stimulantien, braucht	Hornbeam
Stirnkopfschmerz	White Chestnut
Störung, verträgt keine	Water Violet
Stolz	Beech, Water Violet
Stottern, ängstliches	Mimulus
– gespanntes	Cherry Plum
– unkonzentriertes	Clematis
– zeitweise	Larch
Strafe, Angst vor	Aspen
Streit, vermeidet	Agrimony
streng, andere, gegen	Beech, Chicory, Impatiens, Vervain, Vine
– sich selbst, gegen	Rock Water
Streß	Rescue Remedy
Student, ewiger	Wild Oat
Stütze der Firma	Oak
Täuschungen	Aspen, Cherry Plum
Tagträumer	Clematis, Honeysuckle
Taubheit	Clematis, Star of Bethlehem
Taubheitsgefühle	Star of Bethlehem
Teenager, ewiger	Honeysuckle
Temperament, heftiges	Holly, Impatiens, Vervain, Vine
– Furcht, aufgrund von	Cherry Plum
– Instabilität, aufgrund von	Oak, Scleranthus
Temperamentausbrüche	Cherry Plum
Tempo machen, will	Impatiens
therapiemüde	Oak
Therapieresistenz	Holly, Wild Oat, Star of Bethlehem
Tiere, Angst vor	Aspen, Mimulus
Tod, Angst vor dem	Mimulus, Rock Rose
– furchtlos	Agrimony, Clematis, Wild Rose
– kündigt seinen Tod an	Aspen
– Partners, des	Gentian

– kommt nicht darüber hinweg	Honeysuckle
– Sehnsucht nach dem	Clematis, Honeysuckle
töricht	Cerato
Trägheit, extrem	Impatiens, Mustard, Wild Rose
tränenreich	Chicory, Scleranthus
Träume, Alpträume	Rock Rose
– erschreckende	Aspen, Rock Rose
– schockierende	Star of Bethlehem
Trauer, stille	Star of Bethlehem
Traurigkeit	Mustard, Pine, Star of Bethlehem, Wild Rose
traut sich nicht	Larch
Tricks, lebt mit kleinen	Chicory
trinkt, um seine Schwäche zu vergessen	Larch
– Sorgen, aufgrund von	Agrimony
Trostmittel	Star of Bethlehem
tyrannisch	Chicory, Vine
überarbeitet sich	Centaury, Vine
überbeschützend	Red Chestnut
überbesorgt, andere, um	Red Chestnut
– eigene Angelegenheiten, um	Heather
Überblick, hat	Vine, Water Violet
überempfindlich	Mimulus
– Einflüssen, gegenüber starken	Walnut
– eingebildete Beleidigungen, gegen	Holly
– verbirgt es	Agrimony
– willig, aufgrund von Schwäche	Centaury
Überfall, Angst vor einem	Aspen
überflutet, Vorstellungen, von	Aspen
Überfütterung, geistige	Hornbeam
übergangen, fühlt sich	Chicory, Willow

überlegen, fühlt sich	Beech, Water Violet, Rock Water
Übermutter	Chicory
überredet, wird von anderen	
– Eifersucht und Neid, aufgrund von	Holly
– Freundlichkeit, aufgrund von	Agrimony
– Schwäche, aufgrund von	Centaury
– Selbstmißtrauen, aufgrund von	Cerato
– selten	Walnut
– Willen, gegen seinen	Gorse
– zufriedenzustellen, um andere	Centaury, Gorse
übersensibel	Mimulus, Rock Rose
übertreibt	Chicory, Heather
übervorsichtig	Mimulus
überzeugen, will andere	Vervain
Überzeugung, handelt gegen seine	Cerato
– starke	Beech, Rock Water, Vervain, Vine
– schwache	Cerato, Larch, Scleranthus
umständlich	Chicory, Cerato, Crab Apple
Umstellungsschwierigkeiten	Honeysuckle, Walnut
Umwelt, kein Interesse an der	Clematis
Umzug, fällt schwer	Honeysuckle, Walnut
unabhängig	Impatiens, Water Violet
unbarmherzig	Vine
unbeholfen	Clematis
unbekannte Ursache, Angst, der	Aspen
– Depression, der	Mustard
unbeständig	Scleranthus, Wild Oat
unentschlossen	Scleranthus
undankbar, hält andere für	Chicory, Willow

unfähig, hält sich für	Larch
Unfälle, erleidet stets die gleichen	Chestnut Bud
Unfall	Rescue Remedy, Rock Rose
unfallgefährdet	Clematis, Impatiens
Unfehlbarkeit	Vine
ungeduldig	Chestnut Bud, Impatiens
ungestüm	Impatiens
unglücklich	Clematis, Holly, Honeysuckle, Olive, Pine, Star of Bethlehem, Water Violet, Wild Rose, Willow
unklare Vorstellungen	Wild Oat
unkonzentriert	Scleranthus
unmäßig	Scleranthus
– mental	Cerato, White Chestnut
Unordnung, verträgt keine	Crab Apple
Unruhe, innere	Agrimony, Impatiens, Scleranthus
– Seelenqualen, aufgrund von	Agrimony
– überenthusiastisch, weil	Vervain
– Unentschlossenheit, aufgrund von	Scleranthus
– Ungeduld, aufgrund von	Impatiens
unschlüssig, Angst, aus	Mimulus
– Selbstvertrauen, aus Mangel an	Larch
– Unsicherheit, aus	Scleranthus
unschuldig angeklagt	Pine, Star of Bethlehem
Unsicherheit	Scleranthus
– Ambitionen, der	Wild Oat
– Glauben, durch Mangel an	Gentian
– Hoffnung, aus Mangel an	Gorse
– plötzliche	Elm
– Selbstzweifel, aufgrund von	Cerato
unterbricht das Gespräch	Impatiens

unterdrückt, andere	Chicory, Vine
– Bedürfnisse, eigene	Rock Water
– wird unterdrückt	Centaury
Unterfunktion, körperliche	Olive
Unterkiefer, mahlen mit dem	Wild Oat
unterlegen, fühlt sich	Larch
Unzufriedenheit, anderen, mit	Beech, Chicory, Willow
– Ehrgeiz, unbefriedigt, da	Wild Oat
– Eifersucht, aus	Holly
– Frustration, aus	Walnut
– Groll, aus	Willow
– krank ist, wenn er	Oak
– Neid, aus	Holly
– sich selbst, mit	Oak, Pine, Rock Water
unzulänglich, hält sich für	Elm
unzuverlässig	Scleranthus
– beeinflußbar, da	Centaury
– Selbstzweifel, aufgrund von	Cerato
– Unsicherheit, aus	Scleranthus
Ursache unbekannt, Angst, der	Aspen
– Depression	Mustard
– Resignation, zeitweise	Wild Rose
– Schwermut	Mustard
– unglücklich	Holly
Urteilsvermögen, mißtraut seinem	Cerato

Vasoneurosen	Vine
vegetiert vor sich hin	Wild Rose
Veränderung, biologische	Walnut
– räumliche	Walnut
verantwortlich, fühlt sich	Oak, Pine
verausgabt, völlig	Olive
verbissen	Rock Water
verbittert	Holly, Willow

verborgene Angst	Cherry Plum
verdächtigt andere	Holly
Verdauungsbeschwerden	Beech, Chicory
– nervöse	Impatiens
verdrießlich	Holly, Pine
Verfolgungsangst	Aspen
Vergangenheit, bedauert	Honeysuckle
– glorifiziert	Honeysuckle
– lebt in der	Honeysuckle
Vergewaltigung, Angst vor	Aspen
Vergiftung, geistige	Chicory
– körperliche	Chicory, Crab Apple
vergißt stets dasselbe	Chestnut Bud
verhärtet, innerlich	Beech
– körperlich	Rock Water, Vervain, Vine
Verknöcherung	Oak, Vine
verläßt sich auf sich selbst	Impatiens, Vine, Water Violet
verletzt, fühlt sich	Holly
Verlorenheit	Sweet Chestnut
Verlust, Angst vor	Chicory
– eines Menschen wird nicht verkraftet	Honeysuckle
vernachlässigt, fühlt sich	Willow
verpflichtet, fühlt sich	Oak
verrückt, Angst verrückt zu werden	Cherry Plum
Versagen, erwartet	Larch
– Gefühl von	Elm
Verstopfung	Elm
– chronische	Star of Bethlehem
Vertrauen, fehlt	Cerato, Larch, Scleranthus
verunsichert, Lebensveränderung, durch	Walnut
– Meinung anderer, durch	
– plötzlich	Cerato
verurteilt, andere	Elm
	Beech

– sich selbst	Pine, Rock Water
Verzagtheit, weil Krankheit ihn behindert	Oak
– Schock, schlechte Nachrichten	Star of Bethlehem
– Seelenpein, aufgrund von	Sweet Chestnut
– Selbstvertrauen, aus Mangel an	Larch
– Selbstvorwürfe, aufgrund von	Pine
– Unreinheit, durch Gefühl der	Crab Apple
– unzulänglich, fühlt sich	Elm
– Verbitterung, aufgrund von	Willow
verzögert, Körpervorgänge	Chicory
– Schreckerlebnis, infolge von	Cherry Plum, Rock Rose
Verzweiflung, hoffnungslos	Sweet Chestnut
– materiell und physisch	Gorse, Rock Rose
– Schock, aufgrund von	Star of Bethlehem
– Selbstvorwürfe, durch	Pine
– Ursache unbekannt	Mustard
Vitalität, arm an	Honeysuckle
– ausgelaugt, wird von anderen	Agrimony, Centaury, Clematis, Mimulus
– erschöpft Vitalität anderer	Cerato, Chicory, Heather, Holly, Honeysuckle, Vervain, Vine
voraus, stets in Gedanken	Chestnut Bud
Vorstellungen, unklare	Wild Oat
Vorstellungskraft	Clematis
Vorurteile	Beech
Vorwürfe, macht sich	Pine
wächsern, Gesicht	Gorse
Wahnsinn	Cherry Plum
Wahnvorstellungen, erschreckende	Aspen

wandernde Beschwerden	Scleranthus
wankelmütig	Cerato
Warzen	Crab Apple, Pine
Waschzwang	Crab Apple
wechselhaft	Cerato, Scleranthus
– Meinung ist	Scleranthus
– Krankheitssymptome	Scleranthus
– Stimmungslage	Scleranthus
wechselt die Farbe	Impatiens, Scleranthus
wehmütiges Bedauern	Honeysuckle
weit geöffnete Augen	Cherry Plum
Weltschmerz	Mustard
Wertvorstellungen, starke	Pine
wichtig, nimmt sich selbst	Chicory, Heather, Mimulus
Wiederholungen	Chestnut Bud
Willenskraft, schwach	Centaury
– gelegentlich schwach	Agrimony, Walnut
– stark	Beech, Chicory, Rock Water, Vervain, Vine
wippt auf dem Stuhl	Impatiens
Wirbelverknöcherung	Oak, Vine
Wissen, handelt wider besseres	Cerato
– will alles wissen	Cerato
Witwe, ewige	Honeysuckle
Witzemacher	Agrimony
Wohltaten, zwingt auf	Chicory
Wortschwall	Heather
Wunder, wartet auf ein	Gorse
Wutausbruch, kurzer	Impatiens
– unkontrollierter	Cherry Plum
Wut, schwelende	Willow
Zähneknirschen	White Chestnut
– nächtliches	Agrimony
Zahnungsphase	Walnut
Zappelphilipp	Impatiens

zeigt nicht, wie er wirklich ist	Agrimony, Centaury
Zeit vergeht zu langsam	Impatiens
zersplittert sich	Wild Oat
zerstört, alles scheint	Sweet Chestnut
zerstreut, angespannt und	Cherry Plum
– Gedanken, weit weg in	Clematis
– unaufmerksam	Chestnut Bud
Zielvorstellungen, unklar	Wild Oat
zögert	Cerato, Larch, Mimulus, Scleranthus
Zornanfall, kurzer	Impatiens
– unkontrolliert	Cherry Plum
zufrieden, nie mit sich	Pine
zuhören, kann nicht	Heather
Zukunft, denkt nur an die	Chestnut Bud
– erwartet nichts von der	Honeysuckle
– hofft auf bessere	Clematis
zurückziehen, möchte sich	Water Violet
zwanghaft	Rock Water
Zwangsvorstellungen	Aspen
zweifelt	Gentian
– Fähigkeiten, an seinen	Elm
– Genesung, an seiner	Gentian
zweites Kind, Eifersucht auf	Holly
Zwölffingerdarmgeschwür, streßbedingt	Chestnut Bud

5. Synonymverzeichnis

Die Bach-Blütentherapie und die Homöopathie stellen zwei sich ergänzende Konzepte dar. Aufgrund dieses besonderen Umstandes ist es kaum möglich, ein gemeinsames Repertorium der Bach- und der homöopathischen Mittel zu erstellen. Die homöopathischen Mittelbilder gestalten sich differenzierter und bei ihrer Analyse sind die verschiedensten Einzelfaktoren zu berücksichtigen, ohne die ihre Schilderung verfälscht würde.

Dem Homöopathen fallen jedoch beim Lesen der Bach-Blüten einige Begriffe auf, die bei beiden Medikamenten synonym sind, z. B. „tränenreich" – *Scleranthus* und *Pulsatilla*. So wird der Versuch unternommen, ein Verzeichnis dieser Synonyme zusammenzustellen. Im besten Falle vermag dieses, eine Anregung zu geben, die Mittelbilder der Homöopathie nach weiteren Ähnlichkeiten zu differenzieren. Es geht hier auch nicht darum, zwei Inhalte zu vermischen, die wesensverschieden sind.
Sicher ergibt sich aber die eine oder andere überraschende Kongruenz.

Die dem deutschen Leser möglicherweise unbekannten Mittel wie *Medusa*, *Squid* und *Sting ray* entstammen einem Lehrbuch der englischen Homöopathin Margery BLACKIE (siehe Bibliografie).
Medusa wird aus einer Quallenart hergestellt, *Squid* aus Tintenfisch und *Sting ray* aus Stachelrochen.

ängstlich
Angst, andere, um
— sich selbst, wenn krank

Akne

— Periode, vor der

Arbeit, wie ein Berg

begierig, Besitz anderer, nach
berührt werden, will nicht

Depression,
— wie eine schwarze Wolke

egozentrisch

ehrgeizig
Ei gepellt, wie aus dem
Eifersucht
enthusiastisch
Epilepsie
erstarrt, Schock, aufgrund von

Erwartungsangst

fanatisch

fester Schritt
fordert, ohne zu geben
Fremder, fühlt sich wie ein
Fuchtel, steht unter jemandens

Mimulus — *Phosphorus*
Mimulus, Red Chestnut — *siehe Kent*
Heather, Mimulus — *Phosphorus*
Crab Apple — *Calcium carbonicum*
Crab Apple — *Kalium bromatum*
Elm, Hornbeam — *Argentum nitricum, Silicea*

Chicory — *Arsenicum album*
Water Violet — *siehe Kent*

Mustard — *Alumina, Cimicifuga*

Heather — *Lachesis, Palladium, Sulfur*
Vine — *Lycopodium*
Crab Apple — *Arsenicum album*
Holly — *Hyoscyamus, Lachesis*
Vervain — *Stramonium*
Holly, Vine — *siehe Kent*
Honeysuckle, Star of Bethlehem — *Natrium muriaticum*
Larch, Mimulus — *Acidum phosphoricum, Argentum nitricum*

Rock Water, Vervain — *Stramonium, Thuja*
Vervain — *Natrium muriaticum*
Willow — *Pulsatilla*
Mimulus — *siehe Kent*
Centaury — *Pulsatilla*

Gangart, entschlossene
gedankenverloren

gefallen, will
geistesabwesend, Schock, aufgrund von
Geisteskrankheit, Angst vor

Grausamkeiten, Angst beim Hören von

handgreiflich, wird

Heimweh
hoffnungslos

Ideen, fixe
interesselos, Schock, aufgrund von

Kater
Koma
kritisiert

Märtyrer
Miesmacher

Mißerfolg, Angst vor

missionarisch

nachtragend

nägelbeißend

Ohnmacht

Vervain – *Natrium muriaticum*
Clematis – *Cannabis indica, Tuberculinum*
Centaury, Heather – *Palladium*
Clematis – *Natrium muriaticum*
Cherry Plum – *Calcium carbonicum*
Mimulus, Rock Rose – *Calcium carbonicum*

Holly – *Hepar sulfuris, Stramonium*
Honeysuckle – *Capsicum*
Gorse – *Psorinum*

White Chestnut – *Cimicifuga*
Clematis – *Natrium muriaticum*

Crab Apple – *Nux vomica*
Clematis – *Opium*
Beech – *Clacium phosphoricum, Natrium muriaticum*
Chicory – *Sepia*
Willow – *Lilium tigrinum, Magnesium muriaticum*
Larch – *Calcium carbonicum, Silicea*
Vervain – *Stramonium*

Willow – *Acidum nitricum, Natrium muriaticum*
Pine – *Kalium bromatum*

Clematis – *Sting ray*

Rat annehmen, will keinen **rot,** wird rasch	Cerato – *Helonias* Mimulus – *Phosphorus,* Natrium muriaticum
Schläfrigkeit **schlechte Laune**	Clematis – *Kalium bromatum* Willow – *Lilium tigrinum, Magnesium muriaticum*
Schock, nach	Rock Rose, Star of Bethlehem – Natrium muriaticum
schuld sind die anderen **schuldig,** fühlt sich **Schweben,** Gefühl des **seufzen**	Willow – *Lilium tigrinum* Pine – *Kalium bromatum* Clematis – *Asarum* Mustard, Wild Rose, Clematis – Calcium phosphoricum, Ignatia
Sex, unterdrückter	Cherry Plum – *Hyoscyamus, Lachesis*
simuliert	Chicory, Heather, Willow – *Lilium tigrinum*
Stauung, Beine	Chicory – *Natrium muriaticum*
Tagträumer, Schock aufgrund von **Tod,** kündigt seinen Tod an **tränenreich** **töricht**	Clematis – *Natrium muriaticum* Aspen – *Aconitum* Scleranthus – *Pulsatilla* Cerato – *Calcium carbonicum, Graphites*
überfordert, fühlt sich **überzogen**	Elm – *Medusa, Squid* Agrimony – *Acidum hydrofluoricum*
unentschlossen **unterhält** sich nicht gern **unzufrieden**	Cerato – *Graphites* Mimulus – *Calcium phosphoricum, Phosphorus* Willow – *Acidum nitricum, Lilium tigrinum, Magnesium muriaticum*

verantwortlich, fühlt sich	Willow – *Lilium tigrinum*
Vergangenheit, lebt in der	Honeysuckle – *Capsicum, Hepar sulfuris*
vernachlässigt, fühlt sich	Willow – *Palladium*
Wahnsinn, Angst vor	Cherry Plum – *Calcium carbonicum*
wandernde Symptome	Scleranthus – *Kalium bichromicum, Pulsatilla*
wechselhafte Stimmungen	Scleranthus – *Crocus, Mercurius, Pulsatilla*
Widerspruch, verträgt keinen	Impatiens, Vine – *Lycopodium*
Wolke, wie von einer schwarzen	Mustard – *Cimicifuga*
Zeit vergeht zu langsam	Impatiens – *Cannabis indica,* siehe Kent

Zur Beachtung:

Auffällig sind eine Anzahl von synonymen Symptomenformulierungen, die beide Therapien gemeinsam aufführen, bei denen aber unter dem betreffenden Stichwort KENT große Rubriken stehen. Diese Begriffe sind mit dem Vermerk „siehe Kent" versehen ohne eine Aufzählung aller in Frage kommenden Mittel.

6. Bach-Blüten und Farben

6.1. Die Kombination

Wenn ich aus dem Fenster sehe und einen Blick in das herrliche Grün des Frühjahres 1992 nehme, die zarten rosa-weißen Blüten des Apfelbaumes betrachte, dann freue ich mich vor allem an den Farben. Ließ nicht auch Bach die Essenz der farbigen Blüten durch die Kraft des Sonnenlichts in reines Quellwasser übertragen? Und so scheint mir, daß die Verbindung von Bach-Blüten und Farben – so schlicht und einfach wie die Natur selbst – diese Heilmethode aufwerten könnte, da sie ihr so sehr entspricht.

Es gibt eben keine Blüte ohne Farbe, und in Farben spiegeln sich unsere Stimmungen und Gemütszustände wider; sie entspannen uns und können uns fröhlich machen. Ich halte es daher für eine gute Idee, die Wirkung der Farben in die Bach-Blütentherapie miteinzubeziehen. Selbstverständlich sollte an erster Stelle die therapeutische Begutachtung und Erfassung der Symptome stehen.

Das Autorenteam KRAATZ/VAN ROHR hat in seinem Buch „**Die richtige Schwingung heilt**" unter anderem bereits eine Kombination von Bach-Blüten und Farben erarbeitet. Ich möchte diese Zuordnung hier anführen:

1. Mittel-Gruppe:

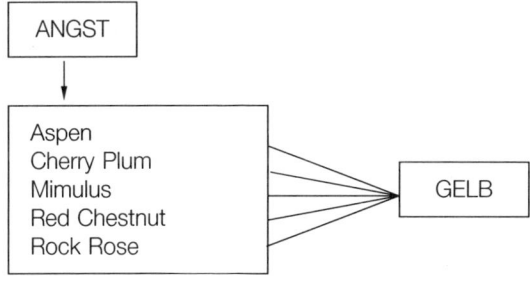

2. Mittel-Gruppe:

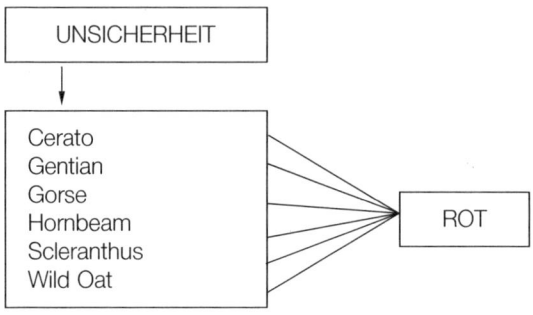

3. Mittel-Gruppe:

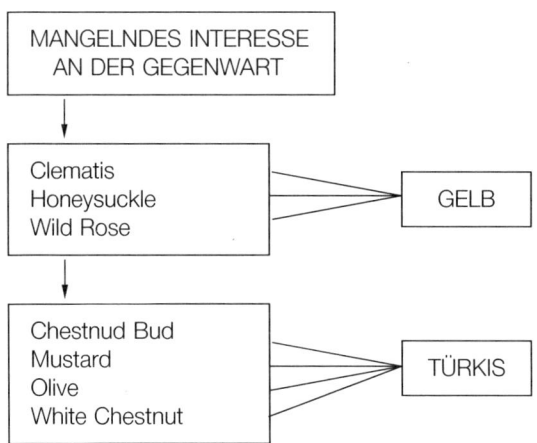

4. Mittel-Gruppe:

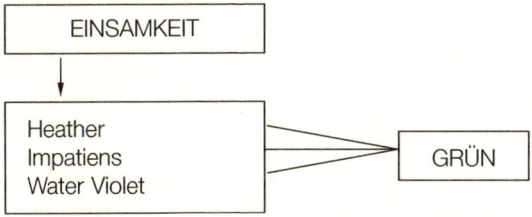

5. Mittel-Gruppe:

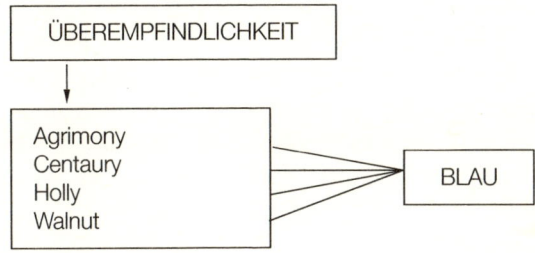

6. Mittel-Gruppe:

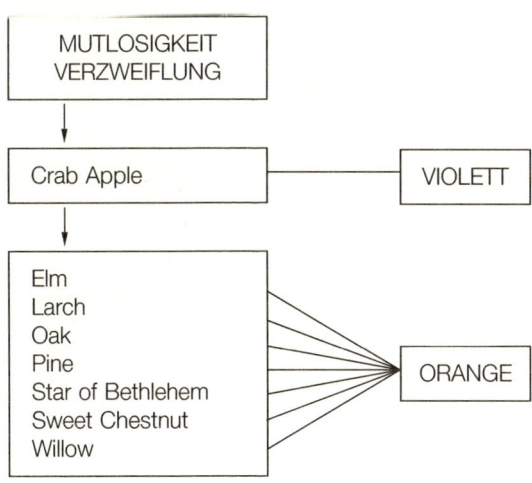

7. Mittel-Gruppe:

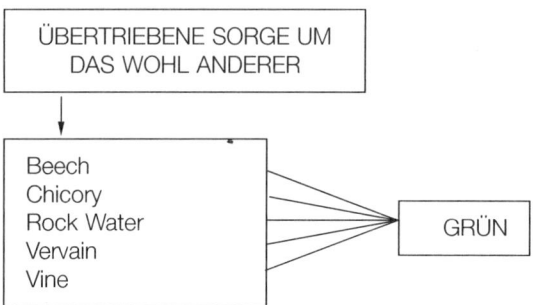

Dieser Zusammenhang von Farben und Bach-Blüten hat sich in meiner Praxis vielfach bestätigt. Überdurchschnittlich häufig wählten Patienten die Farben, die den Blüten zugeordnet sind und die sie zu ihrer Heilung brauchten. Wer daher die Bach-Blütentherapie in einer erweiterten Indikationsbreite anwenden möchte, kann zur Unterstützung seiner Behandlung diese sieben Farben einsetzen:

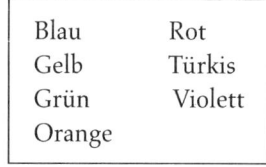

Diese Farben entsprechen beinahe dem Farbenspiel des Regenbogens. Es sind die Farben der sieben Haupt-Chakren und die grundlegenden Heilfarben.

6.2. Die Crystal Cards

6.2.1. Zur Konzeption ihrer Entwicklung und Anwendung

Als notwendige Hilfe werden auf dem Gebiet der Farbtherapie derzeitig *Farbfolien* oder *Farblampen* angeboten.
Ein völlig neuartiges Herangehen an die bisher bekannten Farbtherapien bieten die sogenannten **Crystal Cards,** die ebenfalls deren

Heilkraft ausnutzen. Ich entdeckte diese Karten vor zwei Jahren in England und fand, daß die Arbeit mit ihnen zu bemerkenswerten Ergebnissen führt. Diese Crystal Cards verdanken wir der amerikanischen Weltraumforschung, sie sind sozusagen ein „Abfallprodukt" der NASA. Die Astronauten bemerkten nämlich eine physische und psychische Desorientierung, wenn sie auf ihren Flügen den Bereich der Erdanziehungskraft verließen. Man sann auf Abhilfe und kam so auf die Idee, die Eigenschaften der Kristalle umzusetzen. Kristalle geben unter mechanischem Druck Elektronen ab. Sobald man sie elektrischem Strom aussetzt, bringen sie mechanische Bewegung in Gang (Quarzuhr), und aufgrund ihrer speziellen Struktur eignen sie sich zum Programmieren. In diesem speziellen Fall machte man sich ihre Speichereigenschaft zu Nutze.

Daß Kristalle Informationen speichern können, ist aus der Elektronik bekannt; also gab man den Astronauten kleine Behälter mit, in denen sich pyramidenförmige Kristallsplitter befanden. Diese Splitter waren mit der mechanischen Schwingung der Erde, die genau 7.83 Hertz beträgt, geladen. Die erwartete Wirkung trat ein, die Astronauten konnten sich auch außerhalb der Erdanziehungskraft aufhalten, ohne an den früheren Beschwerden leiden zu müssen.

Um diese Erfahrungen auch anderen Menschen zugute kommen zu lassen, erdachte man eine *Kombination von Farbe und Kristallen*, und so entstand die Idee der Crystal Card. Diese Karte hat die Größe einer Scheckkarte und ist aus Aluminium als Trägersubstanz hergestellt. In dieses Material wurden unzählige pyramidenförmige Kristalle eingeätzt, die man zusätzlich mit ganz bestimmten Farben einfärbte. Auf diese Weise lassen sich sowohl die Speicherfähigkeit der Kristalle als auch die Schwingung der Farben kombinieren. Man kann daher von einer *Verstärkung der Farbwirkung* durch die kristallinen Pyramiden sprechen, und genau das macht die verblüffende Wirkung der Crystal Card aus.

Die Karten gibt es in zwanzig Farben und die Hersteller geben für jede eine ganze Indikationsbreite von körperlichen und psychischen Beschwerden an. Man kann sie an bestimmten Körperzonen auflegen, sie bei sich tragen oder Flüssigkeiten damit energetisieren.

So legt man z. B. „Grün" unter ein Glas, das mit Wasser gefüllt ist. Nach zwanzig Minuten kann man dieses aufgeladene Wasser zu Heilzwecken trinken oder erkrankte Körperteile damit waschen. Die Wirkung ist sogar so stark, daß Fuß- oder Nagelpilze allmählich verschwinden, wenn man die befallenen Stellen damit wäscht. Pflanzen, die mit diesem Wasser gegossen werden, sind gesünder und treiben stärker aus; ein Versuch, den jeder nachvollziehen kann.

Die sogenannte „Erdkarte" interessiert uns im Rahmen der Bach-Blütentherapie zwar nicht, doch sei sie hier kurz erwähnt und zwar deshalb, weil ihre erstaunliche Kraft überzeugt und uns eine Vorstellung von der Wirkung der Kristall- und Farbenergie geben kann. Die „Erdkarte" befreit ein ganzes Haus und ein Gebiet bis zu einem Morgen Land von schädlichem Ungeziefer, wie Kakerlaken oder Moskitos, ganz ohne chemische Stoffe und nur mit der Kraft von Farbe und Kristall.

Wir können davon ausgehen, daß Materie neben einem physischen Körper noch weitere, sagen wir einmal „feinstoffliche" Körper hat. In der entsprechenden Literatur werden hier vor allem der *Emotional-, Mental-* und der *Kausalkörper* aufgezählt. Wem das zu esoterisch klingt, dem möchte ich das Phänomen der sogenannten *Phantomschmerzen,* das in der Schulmedizin wohlbekannt ist, in Erinnerung bringen. Man meint damit Schmerzen, die in einem nicht mehr vorhandenen, meist amputierten Körperteil auftreten. Dementsprechend leiden Kriegsversehrte, Unfallopfer oder Zuckerkranke, denen ein Arm, ein Bein oder ein Fuß amputiert wurden, an dieser Art Schmerzen. (Nebenbei bemerkt, sorgt eine Akupunkturbehandlung am noch vorhandenen Körperteil hier schnell für Abhilfe.) Ohne das Konzept der feinstofflichen Körper gibt es keine überzeugende Erklärung dieser Schmerzen. Wir können also annehmen, daß selbst, wenn wir eines physischen Körperteils verlustig gehen, uns sein feinstoffliches Äquivalent erhalten bleibt. Diese Theorie ist auch der Grund dafür, weshalb die chinesische Medizin solchen Patienten Bewegungsübungen empfiehlt, die so ausgeübt werden sollen, als ob der fehlende Körperteil noch vorhanden wäre.

Man nimmt an, daß sich jede gesundheitliche Störung zuerst in den feinstofflichen Körpern zeigt und dann langsam bis in den physischen

Körper vordringt. Das bedeutet, daß die Krankheits-Information sich zuerst unmeßbar in den feinstofflichen Körpern manifestiert. Solange sie sich dort befindet, kann sie nur durch Schwingungen erreicht und gelöscht werden. Das ist genau die Stelle, an der die feinstofflichen Therapien, wie z. B. die Bach-Blütentherapie, einsetzen können. Die amerikanische Psychologin und Therapeutin PAULA HORAN ist der Meinung, daß die Schwingung, die von Kristallen ausgeht, in der Lage ist, Energieblokkaden und negative Denkmuster auf der feinstofflichen Ebene aufzulösen. Sie glaubt aber nicht daran, daß sie stark genug sei, festgefahrene Strukturen auf der Ebene der eigentlichen Krankheitsursachen zu erreichen. Wenn wir dieses Denkmodell als Arbeitshypothese annehmen, dann dürften Therapien, die sich auf den physischen Körper auswirken sollen, eine ideale Ergänzung durch die Schwingung von Kristallen und Farben erfahren; denn sie können in Bereiche hineinwirken, die einer üblichen Behandlungsweise verschlossen sind.

6.2.2. Die therapeutische Kombination von Bach-Blüten und Crystal-Karten in der Praxis

Wer die Bach-Blütentherapie mit den Schwingungen von Farben und Kristallen bereichern möchte, kann sie mit Crystal-Karten in den von KRAATZ/VAN ROHR erarbeiteten sieben Farben ergänzen:

- Blau
- Gelb
- Grün
- Orange
- Rot
- Türkis
- Violett

6.2.2.1. Die Einnahme energetisierter Flüssigkeit

Die Anwendung kann auf die verschiedenste Art und Weise erfolgen. So ist es z. B. sehr hilfreich, ein Glas Wasser, in das einige Tropfen einer Bach-Blütenessenz hineingegeben wurden, *20 Minuten oder länger* auf die Crystal Card zu stellen, deren Farbe dieser Blüte zugeordnet ist.

Nehmen wir einmal an, der Patient benötigt die Bach-Blüte **Olive,** da er an *Erschöpfung* leidet. Olive ist nun kein sehr schnell wirkendes Wundermittel nach Art eines Zaubertranks, wie jeder Therapeut, der Erfahrung mit den Bach-Blüten hat, weiß. Stellt man nun eine Bach-Blütenmischung mit Olive auf die **türkise** Crystal Card, so tritt die regenerierende und stärkende Wirkung schon ein, wenn man einige Male davon getrunken hat. Es ist meist nicht nötig, die Tropfen noch einen zweiten Tag lang einzunehmen, es sei denn, man möchte eine Grundproblematik damit erfassen.

Wer viel mit Bach-Blüten gearbeitet hat, wird sich darüber freuen, wie sehr die Schwingung der Blütenmittel durch die Kristall- und Farbwirkung verstärkt wird.

6.2.2.2. Das Tragen oder Auflegen der Crystal-Karten am Körper

Neben der oralen Einnahme ist es selbstverständlich von Vorteil, wenn man die entsprechende Karte bei sich am Körper trägt oder direkt auf die erkrankten Körperzonen auflegt.

Empfehlungen:

Bei Auflage der Crystal-Karte direkt auf eine erkrankte Körperstelle und auf die bloße Haut, beschränke man die Anwendungszeit auf höchstens 20–30 Minuten.

Trägt man die Karte in einer Hosen- oder Hemdtasche am Körper, so kann man sie den ganzen Tag über bei sich haben.

Diese Regeln zur Anwendung gelten grundsätzlich für *alle sieben Farben.* Doch gibt es eine *Ausnahme:*

Die Sonderstellung der gelben Crystal-Karte

Ihre Wirkung ist äußerst anregend. In der Farbskala der Bach-Blüten wird sie den Mitteln für Angst und mangelndem Gegenwartsinteresse zugeordnet: Aspen, Cherry Plum, Mimulus, Red Chestnut, Rock Rose, Clematis, Honeysuckle, Wild Rose.

Patienten, die unter Ängsten leiden oder kein Interesse an ihrem Leben haben, brauchen einen entsprechenden „Zündfunken", der sie aus ihrer Lethargie herausreißt oder der ihre Verkrampfung löst. Die kräftige Farbe Gelb, mit den Kristallen kombiniert, ist in der Lage, diesen Funken zu zünden. Sie regt dabei sehr stark an.

Zu beachten: Die Karte **höchstens 20 Minuten** mit sich tragen, bei empfindlichen Menschen kann es zu Herzrasen und Unruhezuständen kommen.

Zudem ist es keineswegs gleichgültig, an welcher Körperstelle die gelbe Crystal-Karte getragen wird.

> Niemals in Herzhöhe oder im Brustbereich tragen, sondern stets in tieferen Regionen des Torsos.

Die höchstliegende Stelle der Anwendung sollte der Bereich des Solarplexus zwischen dem Ende des Brustbeins und dem Nabel sein. Speziell der Unterbauch zwischen Nabel und Schambein stellt einen geeigneten Zielort zum Auflegen dar.
Demgegenüber können mit Gelb „energetisierte" Flüssigkeiten unbedenklich eingenommen werden, jedoch nicht mehr als ein *viertel Liter pro Tag*.
Dies entspricht der allgemein üblichen Anweisung:

> 3–4 Tropfen der Bach-Blütenessenzen in ein Glas Wasser geben und den Inhalt schluckweise – über den Tag verteilt – zu trinken.

Ein Musterbeispiel: Crab Apple

Der Bach-Blüte Crab Apple ist als einziger Blüte die Farbe **Violett** zugeordnet. Crab Apple kennen wir als „Reinigungsblüte". Nach

Bach ist sie dazu in der Lage, Giftstoffe, Krankheitskeime, Ablagerungen und Stoffwechselschlacken allmählich aus dem Körper auszuleiten. Der ihr entsprechenden Farbe Violett wird ein ähnlich korrektiver Prozeß innerhalb der feinstofflichen Körper zugeschrieben. Wie wir am Beispiel der Phantomschmerzen gesehen haben, scheint es im feinstofflichen Bereich für jeden Körperteil eine Entsprechung zu geben, dessen Schädigung mit realen Schmerzen empfunden werden kann.

Aufgrund von körperlichen und seelischen Traumen oder sonstigen Einflüssen und Störungen, können sich diese Äquivalente des physischen Körpers im Feinstofflichen verschieben. Ebenso können im feinstofflichen Bereich Blockaden oder Stauungen die vollkommene Gesundheit verhindern. All diese „unsichtbaren", aber dennoch spürbaren Störungen, werden mit Hilfe von **Violett** oder dem etwas helleren **Lavendel** korrigiert. Daher empfiehlt es sich, die violette oder lavendelfarbene Crystal Card **und** die Bach-Blüte Crab Apple als *initiative* oder *begleitende* Vorbereitung bei den verschiedensten Behandlungen einzubauen.

6.2.2.3. Komplementärer Einsatz bei Klassischer Akupunktur

Bei der klassischen Akupunktur hat es sich bewährt, zunächst neben oder auf den Patienten eine **violette** oder **lavendelfarbene** Karte zu legen. Erst dann wird mit der Nadelung begonnen.
Der Wirkung liegt die Überlegung von der „Aura" des Menschen zugrunde, welche die Konturen des Körpers umfließt und die Rückschlüsse auf seine Verfassung zuläßt, wie sie bspw. die Kirlian-Fotografie sichtbar und diagnostisch auswertbar zu machen versucht. Diese körpernahe Schicht wird in mehreren Naturheilverfahren diskutiert.
Daneben spricht man gelegentlich von weiteren Schichten, wie die der „emotionalen", der „Kausal-" und „Mental-Aura". Hierfür gibt es keinerlei Beweise, ihre Existenz wird lediglich von esoterisch oder energetisch orientierten Therapeuten vermutet.
Wenn wir aber trotzdem der Hypothese folgen, daß jedes Körperglied

seine Entsprechung im Feinstofflichen findet, dann gelingt Heilung nur mit Erfolg, wenn Glieder und Organe darin in gleicher Weise repräsentiert sind.

Durch gesundheitliche Störungen, Unfälle, Traumen und Probleme aus dem Emotional- oder Mentalbereich, kann sich das Verhältnis der Organe verschieben.

Sticht dann bspw. der Akupunkteur einen Punkt, um die Leber zu entgiften, obwohl sich die Lage der Leber in den feinstofflichen Schichten aufgrund von Blockaden quasi „verschob", dann wirkt sich die Behandlung möglicherweise nur im Körperorgan aus, nicht jedoch im „energetischen" Bereich.

Im Sinne dieser Hypothese wäre die Therapie in diesem Fall unvollständig und nur vorläufig wirksam. Die krankmachende „Information" fließt von der feinstofflichen Ebene wieder in das behandelte Organ „zurück". Wenn dagegen Organe und Körperglieder im Feinstofflichen synchronisiert sind, kann mit einer schnelleren und vollständigen Rückführung zum Gesundsein gerechnet werden.

Dieses Konzept ist wissenschaftlich nicht nachweisbar, aber als Denkmodell Grundlage für die Anwendung der Crystal-Karten in der Akupunktur.

Auf dieser Basis verbinden **Violett** und **Lavendel** die körpereigenen Energiefelder miteinander und sorgen dafür, daß die Organe wieder zu der ihnen zugedachten Lage zurückfinden. Empfindliche Patienten können spüren, wie es während dieses – im übrigen oft als anstrengend empfundenen – Vorgangs in ihnen „arbeitet".

6.2.3. Sonderformen der Farbkombination mit Crystal-Karten: Silber, Pink, Indigo

Zusätzlich zu der ihr zugeordneten Farbe Gelb erfahren die Bach-Blüten **Cerato** und **Red Chestnut** durch **Silber** eine Ergänzung. Silber führt negative oder übergreifende Energien zum Ursprung zurück und hilft dadurch Menschen, die dazu neigen sich durch Einflüsse, die von anderen ausgehen, bestimmen zu lassen. Dazu gehört z. B. die Bereitschaft, symbiotische Verbindungen mit anderen einzugehen (Red Chestnut) oder sich durch Meinungen und Ansichten anderer übermäßig beeinflussen zu lassen (Cerato). Ebenso werden das Mittel **Holly** und seine Farbe Blau mit **Pink** verstärkt. Pink sollte man den Blüten hinzufügen, die zu innerer Verhärtung neigen: *Holly, Gorse, Oak, Pine, Rock Water, Vine und Willow.* Allen diesen Blüten fehlt eine echte Selbstliebe, in besonders hohem Maße vor allem Holly, und das führt schließlich zu einem Mangel an Wohlbefinden und Freude.

Chestnud Bud wird mit Hilfe von **Indigo** verstärkt, denn diese Farbe fördert das Aufgeben von Angewohnheiten und habituellen Mustern.

Der Blauton **Himmelblau** dagegen wirkt sich mildernd auf stärker eingeprägte Muster aus, deren Ursprung tief in der persönlichen Geschichte des Individuums zu suchen ist. Durch die Farbe werden (karmische) Prägungen gelöscht. Ein solcher Vorgang hat natürlich seinen Preis: häufig treten dabei Kopfschmerzen auf, und es kann sehr anstrengend sein, diese Farbe ununterbrochen bei sich zu tragen. Ich empfehle daher, mit einer Anwendungszeit von ein bis zwei Stunden zu beginnen und sie langsam auszudehnen. Beim ersten Auftreten eines Druckgefühls im Kopf oder bei Kopfschmerzen ist die Karte abzulegen. Einige Anwender berichten, daß Himmelblau besonders sanft wirkt, wenn die Farbe nur unter das Kopfkissen gelegt wird und *über Nacht* einwirken kann.

Jede Farbe arbeitet, ebenso wie jede einzelne Bach-Blüte auf einer ganz bestimmten „Schwingungsebene". Diese Ebenen treten in Kontakt miteinander und verbinden sich zu neuartigen, heilungsfördernden Energiefeldern. Der Praktiker wird erfreut sein, über die zusätzlichen Möglichkeiten, die sich ihm hier bieten, und wird angeregt, selbst seine Erfahrungen damit zu machen.

7. Neue Entwicklungen in der Bach-Blütentherapie

In den letzten Jahren ist viel geschehen auf dem Gebiet der Bach-Blüten und es gereichte der Entdeckung Bachs nicht immer zum Besten.
Die einschneidenste Neuerung ist die **Verschreibungspflicht** bei Bach-Blüten. Aus verschiedenen, vielleicht auch verkaufsfördernden Gründen trieb das deutsche Office für Bach-Blütentherapie, dem in Deutschland eine Art Monopolstellung zukommt, die Anerkennung der Blüten als *Arzneimittel* voran. Nach langem Ringen mit den Behörden ist dies endlich gelungen – allerdings mit dem Effekt, daß die Blüten den Menschen nicht mehr so direkt zugänglich sind, wie sich das ihr Entdecker Bach ausdrücklich gewünscht hatte. Sprach er doch davon, daß er seine Mittel in jeder Familie als Helfer sehen wollte. Die Ironie dieses Geschehens liegt auf der Hand.

> **Stockbottles** sind nunmehr nur noch mit **ärztlichem Rezept** zu beziehen.
> **Heilpraktikern** ist es erlaubt, ihren Patienten **Mischungen** der Blüten zu verschreiben.

Das Thema Bach's aufgreifend, wurden in Amerika weitere Blütenessenzen kreiert. So gibt es die **78 kalifornischen Blütenessenzen** und die **26 Perelandra-Blütenessenzen,** auch Rosen- und Gartenessenzen genannt. Damit stehen dem Fachmann und Laien etwa 150 verschiedene Blütenessenzen zur Auswahl. Die Behandlung mit Blütenessenzen ist damit noch nicht ganz so kompliziert geworden wie die Homöopathie, die hunderte von Stoffen kennt, sie hat aber eine expansive Erweiterung der 38 Mittel Bach's erfahren.
Wenn ein homöopathischer Behandler in der Lage ist, 150 Homöopathika durch und durch zu kennen, gehört er zu den hervorragenden Meistern auf diesem Gebiet, denn es erfordert lange Studien- und

Praxisjahre, sich in diese Materie zu vertiefen. Zum Thema der kalifornischen und Perelandra-Essenzen gibt es meines Wissens keine intensiven Unterrichtslehrgänge und so ist der Lernwillige auf einige wenige Taschenbücher und sein intuitives Geschick angewiesen. Mir liegt es fern, den Wert der Intuition zu schmälern – der bessere Therapeut unterscheidet sich vom guten dadurch, daß er sie seinem fachlichen Wissen hinzuzufügen weiß! Wenn aber nur pure Intuition ohne fachliches Wissen am Werke ist, versinkt jede Therapie in einen undurchsichtigen Sumpf. Da sich die Indikationen der Essenzen hauptsächlich auf Emotionen oder Geisteshaltungen beziehen, die zu korrigieren sind, begibt sich ein Therapeut ohne solide fachliche Substanz allzuleicht in die Rolle des Richters, der diese „psychischen Mängel" selbst aufdeckt und benennt.

Ein anderer, erfreulicher Umstand ist es, daß zur Thematik der Bach-Blüten etliche neue Veröffentlichungen erschienen sind. Es bietet sich ja geradezu an,. daß eine übersichtliche, risikoarme und jedermann zugängliche Heilmethode zahlreiche Autoren anzieht. Dabei wurden die Bach-Blüten gelegentlich mit Astrologie, Meridianen und Hautzonen in Verbindung gebracht und teilweise in recht „komplizierte" Zusammenhänge und Theorien eingebunden.

Nur wenige werden zumindest dem Engagement und dem Fleiß dieser Autoren die Anerkennung versagen. Die kritische Frage sei jedoch berechtigt, ob es im Sinne Bachs wäre, den Weg über mehrbändige Abhandlungen in ein komplexes theoretisches Gebäude hinein zu beschreiten.

Bachs eigene Schriften, so gehaltvoll ihr Inhalt ist, waren quantitativ fast kläglich dünn ausgefallen und ließen in ihrer schlichten Einfachheit jegliche Verwicklung beiseite. Immerhin führte ihn sein persönlicher Entwicklungspfad von der komplizierten und schwierigen Homöopathie zunächst einmal nur zu den *„Twelve Healers"* – vielleicht inspirierte die Zwölferzahl die Autoren zu den Assoziationen mit den zwölf astrologischen Tierkreiszeichen. Erst im Verlauf seiner weiteren Forschungen weitete Bach das System der Zwölf auf 38 Blütenmittel aus, wie wir sie heute unter seinem Namen kennen.

Sicher ist es legitim und plausibel, eine so überzeugende Heilmethode, wie es die Bach-Blüten sind, in unsere Zeit mit hineinzunehmen und mit neuen Erkenntnissen zu aktualisieren oder weiterzuentwickeln. Ich schließe mich aber denen an, die von einem permanenten Komplizieren abraten. Nach der Vision Bachs sollten seine Mittel allen einfachen Leuten zugänglich sein. Gerade sie aber hätten derzeit ihre Schwierigkeiten im Verständnis so mancher literarischer Novitäten auf dem Sektor der Bach-Blüten.

Literaturverzeichnis

ASCHOFF, DIETER: „Spin-Magnetismus – Heilmagnetismus", aus: „Wetter – Boden – Mensch" 10/1982
BACH, EDWARD: „Blumen, die durch die Seele heilen" (Hugendubel, München 1982)
„Befreie Dich selbst und Ihr leidet an Euch selbst" (siehe Vlamis)
„Gesammelte Werke – von der Homöopathie zur Bach-Blütentherapie" (Aquamarin, Grafing 1988)
„Heal Thyself" (C. W. Daniels, GB-Saffron Walden)
„The Twelve Healers" (C. W. Daniels, GB-Saffron Walden)
BLACKIE, MARGERY: „Lebendige Homöopathie" übersetzt von Monnica Hackl, (Sonntag, Regensburg 1990) „The Patient Not The Cure" (Jain, New Delhi 1986)
BLOME, GÖTZ: „Mit Blumen heilen" (Bauer, Freiburg 1985)
BOERICKE, WILLIAM: „Homöopathische Mittel und ihre Wirkungen" (Grundlagen und Praxis, Leer 1973)
CAPRA, FRITJOF: „Der kosmische Reigen" (Barth, München 1978)
CHANCELLOR, PHILIPP: „Illustrated Handbook of The Bach Flower Remedies" (C. W. Daniels, GB-Saffron Walden, 1986)
CHARON, JEAN E.: „Tod, wo ist dein Stachel?" (Ullstein, Frankfurt-Berlin 1983)
COULTER, CATHERINE: „Portraits of Homeopathic Medicines" (Berkeley, USA 1986)
DIAMOND, JOHN: „Die heilende Kraft der Emotionen" (VAK, Freiburg 1987)
DORCSI, MATHIAS: „Stufenplan und Ausbildungsprogramm in der Homöopathie" Bd. I–III (Haug, Heidelberg 1980)
GEBHARDT, KARL-HEINZ: „Beweisbare Homöopathie" (Haug, Heidelberg 1980)
HACKL, MONNICA: „KRISTALLENERGIE" (Herbig, München 1993)
HARNER, MICHAEL: „Der Weg des Schamanen" (Rowohlt, Reinbek 1986)

HORAN, PAULA: „Die Reiki-Kraft" (Windpferd, Aitrang 1990)
KENT, J. T.: „Repertorium der homöopathischen Arzneimittellehre" (Hippokrates, Stuttgart 1979)
KRAATZ, VAN ROHR: „Die richtige Schwingung heilt" 5. Auflage (Goldmann, München 1989)
LUKINA, T. A.: „G. W. Steller über die Volksheilkunde Sibiriens" in ‚Strany i narody Wostoka', T. 24, M: Nauka, 1982 S. 127–148 (Länder und Völker des Ostens) Bd. 24 „Wissenschaft" 1982
MODEREGGER, GERHARD: „Gedanken und Stellungnahmen zum wirksamen Prinzip der homöopathischen (höheren) Potenzen. ‚Biologische Medizin' 5/1978
POPP, F. A.: „Neue Horizonte in der Medizin" (Haug, Heidelberg 1983) „Bericht an Bonn" (VGM, Essen 1987)
SCHEFFER, MECHTHILD: „Bach-Blüten-Therapie" (Hugendubel, München 1982)
STANWAY, ANDREW: „Alternative Medicine" (Penguin, Middlesex 1982)
VITHOULKAS, G.: „Essenzen homöopathischer Arzneimittel" (G. Hieronymus – S. Faust, Frankfurt 1986)
VLAMIS, GREGORY: „Die heilenden Energien der Bachblüten" (Aquamarin, Grafing 1987)
WEEKS, NORA: „The medical Discoveries of Edward Bach" (C. W. Daniels, GB-Saffron Walden 1964)
WHEELER, F. J.: „The Bach Remedies Repertory" (C. W. Daniels, GB-Saffron Walden 1985)

Bezugsquellen-Hinweise

Deutsche Homöopathie-Union
Postfach 410280
7500 Karlsruhe 41
Tel.: 0721–409301
Fax: 0721–4093113
Die in diesem Buch empfohlenen homöopathischen Arzneimittel sind alle von der Deutschen Homöopathie-Union zu erhalten. Zu bestellen in jeder Apotheke mit dem Vermerk „Original DHU".

Bach Blüten
Als Stockbottles nur auf ärztliches Rezept
Als Mischung auf Heilpraktiker-Rezept
Auslieferer: Alle Apotheken

Crystal Cards:

Bundesrepublik Deutschland
Georg Hackl
Von-Eichendorff-Ring 8
8250 Dorfen (ab 1. 7. 93 84405)
Tel.: 08081–8386

Schweiz

Leblon AG
Seefeldstr. 94b
CH-8008 Zürich
Tel.: 01–3836044

Auch gut sortierte esoterische Buchhandlungen führen die Crystal Cards.